我用精油20年

給新手的芳療
實踐指南

YOYO老師
張月園 著

目錄

● Ch.1 精油與我的故事

● Ch. 2 精油的基本知識 & 應用

● Ch. 3 23 種居家常備精油

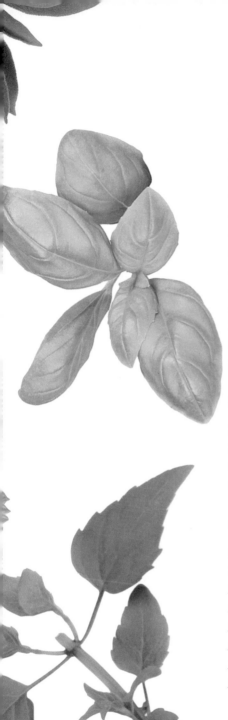

● Ch. 4 照護身體、療癒身心的芳香療法

● Ch. 5 精油芳療按摩

推薦序 1

將純天然有機精油的芳療及應用，傳遞給更多人

第一次認識張月園（YOYO）是在二○○四年一個女性創業者的聯誼活動中，當時我擔任經濟部長，對著這一位挺著大肚子、對品牌及天然純精油有著宗教般熱忱信仰的青年女創業者印象深刻，也被她堅毅創業的熱情深深感動。

經過幾次見面才知道她是在國立第一科技大學（現在的國立高雄大學）創新育成中心，接受創新育成扶植，並在學校地下室以一張桌子，一個人，開始創業之路。僅帶著家人、師長及朋友的支持與祝福，就勇敢上路，創立了植享家公司，引進澳洲品牌 Bonnie House 及純天然有機精油，希望把芳香療法的正確使用方式在臺灣發揚光大。那個時候薰香精油正在興起，市場上產品良莠不齊，不良產品及不當使用都會影響消費者健康，為此經濟部還特別依據消費者保護法制定薰香精油產品安全規範，要求期限收回改正市場上的產品。

二○○八年我自經建會（現國發會）主任委員退休後，比較有時間可以關心 YOYO 的事業，發現她為快速推廣純天然有機精油，積極在國內各大城市多家百貨公司設櫃，導致入不敷出，資金用罄，公司搖搖欲墜。我只好扮起虎媽的角色，強力要求 YOYO 重新思考經營方式，檢討開實體店面的效率。後來決定只留下少數旗艦店讓消費者體驗，通路改由網路及電視銷售，並透過認證及醫院的合作研究，來識別產品的品質及功能，以便與坊間的產品區隔。YOYO 和我經常在我家廚房的餐桌上討論營運計畫及財務規畫，一談幾個小時，真是到忘餐廢寢程度。

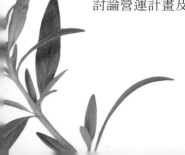

很高興看到 YOYO 透過不斷的失敗、摸索，求新求變，終於走出一條自己的路，以 YOYO 的名號，成為精油界的教母。且從原本單純的品牌代理銷售，逐漸走入配方研發，獲得「失智精油專利」，並設立 GMP 認證工廠，二〇二二年更榮獲澳洲政府頒發「Business Partnership Excellence Award」（臺灣夥伴商業傑出貢獻獎）殊榮。

最令我感動的是，YOYO 不僅是商業銷售，還推動成立「自然療法暨養生健康促進學會」，致力於協助臺灣精油產業的發展，更積極地推動大健康產業，運用自身的精油專業知識，讓「芳香療法」解決現在許多人的困擾，並和專業醫師投入高齡及失智照護與研究。

尤其，在臺灣邁入高齡化社會之際，經由學會和中華經濟研究院連續多年舉辦「臺日生技醫藥研討會」，邀請日本醫師及專家學者，與臺灣醫師及專家學者進行深度交流，希望汲取日本在高齡化社會經驗，發展臺灣的自然醫學，透過自然療法啟動身體的自癒能力，減少對化學藥物的依賴，使人體與自然和諧共處，回歸身心靈平衡的健康型態。她透過情緒精油的運用，與臨床醫師、心理師合作，不僅所研發的「失智精油」獲得專利認證，在實務上的失智症預防、照護及情緒健康照護都有相當不錯的成果。

認識已近二十年，在她身上我也獲得不少精油應用知識，分享給周邊好友後，也獲得許多正面回響。很高興今日她終於將她的專業知識及豐富的案例付梓成書，來傳達更多純天然有機精油的芳療及應用，將自然與健康傳遞給更多人，也照顧更多處於科技快速發展壓力下的現代人之身、心、靈健康。

總統府國策顧問　何美玥

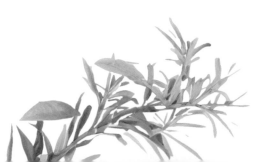

推薦序 2

期待臺灣也能發展出豐富的芳香文化

　　能與張董事長（YOYO）相識其實是一種緣分，話說今年（2023）六月中，YOYO 要到美國波士頓與朋友商談 Bonnie House 在美國拓展的事，經成和正教授夫婦介紹，先到紐約轉機，結果因爲氣候關係轉機不成，就在我家過夜，剛好隔天我們要與在哈佛醫學院服務的兒子一家相聚，她與女兒就成爲我們的「車客」，一早開車把她們送到女兒要參觀的波士頓學院（Boston College），一路上聊到她的精油事業在臺灣與國外的發展，因爲我在七〇、八〇年代做了不少動物嗅覺訊息溝通的「費洛蒙」研究，因此相談甚歡，YOYO 又是個女中豪傑，言談直爽、做事明快，又有遠見的將精油科學研究納入她的事業發展計劃，因此大家很快就成爲好朋友，後來當她邀請我爲她的新書寫序，就一口答應下來。

　　人類很多的行爲活動跟他從感官進來的訊息有直接關係，比如一幅美麗的畫作，一句不動聽的話，一個麻辣鍋，一陣花香，一個愛的碰觸，都會影響我們的心情，因此在心理學就有感覺／知覺／認知的研究範疇，研究由五官進來的訊息如何影響人類的行爲，其中有非常豐富的視覺、聽覺科研成果，其次是味覺、嗅覺、觸覺的研究。YOYO 的精油事業是心理學嗅覺以及醫學的新的研究領域，到底精油的芳香氣味對人有何影響？除了影響人的好惡情緒之外，它對人類身心靈的健康又有哪些影響呢？

　　芳香療法（Aromatherapy）自古卽有，但是它在國外國內的崛起卻是最近幾十年的事，令人驚奇的是它的產值卻飛速成長。臺灣位處亞熱

帶又高山林立，植物的多樣性名列世界前茅，期待 YOYO 以及其他臺灣精油公司能站在這個基礎上，掌握契機創造出臺灣能立足於世界的另一個奇蹟，要在世界上拓展這種事業，除了要有商業的市場計劃之外，也必須像歐洲的香水文化一樣，在臺灣塑造精緻的香油、精油的芳香生活文化。

正如「萬物充滿祢的恩典」詩歌中所描述的：「春風吹來一陣玉蘭花的香味，樹頭枝雀鳥在吟快樂的詩……」，極具臺灣本地的芳香氣息，我們當然還有秋天沁人心脾的桂花香，如果臺灣能發展出更豐富的芳香文化，不論在野外或家中都能常有芳香飄浮空中，也有精油來撫慰我們的心情，去除我們的病痛，豈不是件很幸福的事！

YOYO 這本書內容極為豐富，不論是精油的結構、認證、使用、療效等等，都可做為使用者的參考，當然也是初次接觸精油文化的人的好資料，它是一本值得常存在書架上的好書，特此推薦！

紐約市立大學榮譽退休教授／曾任布魯克林學院心理系系主任／ 李清澤 博士
金鷹學院院長／紐約臺灣攝影學會會長

前言
踏入精油世界，成為一輩子的使命

　　我是一個來自屏東鄉下的小孩，同年的孩子在玩著百貨公司買的玩具時，我們家的孩子卻都還在泥巴裡打滾、抓蟋蟀、摘花瓣貼指甲，從小就跟土地很親近。

　　我是在老家老宅的花園裡出生，因此取名為「月園」，所以我一直覺得自己好像是花園大地的女兒，也很開心從小就能與大地能量產生如此深厚且親密的連結（我想我的守護靈肯定也是個大地屬性的精靈吧）。在我成長的路上，也總有股聲音不斷提醒著我：我是可以將大地這份美好能量傳遞出去的，而我也必將去做！

精油，帶我找到了人生使命並實現夢想

　　當然，我也不是一開始就這麼清楚我的使命所在，一路上跌跌撞撞，遇到不少困境。直到我到美國工作，投入了美妝及保養品市場，也在同時期接觸到了芳香療法。在認識精油之後，才發現原來大地之母如此神奇，竟能以這種方式來保護人類，也印證小時候長輩們經常拿花園裡的植物來使用，真的有其道理啊！

　　植物精油雖然不是藥物，但它們卻可以用溫柔健康的方式維護、保養、滋潤著人們的身、心、靈，我親身體驗了大地母親的照顧，我也還記著當初我懷抱的、一直被內心強烈召喚的創業夢。而當時，這兩件事瞬間連接上了！我的內心是熾熱且感恩的，這就是我的使命，我是大地

的女兒，我要努力將自然與健康傳遞給更多人。

其實到美國任職前，我已嘗試過創業。我和朋友投入中藥材萃取應用的藥品開發，還有電子書的推廣行銷，但因中藥材的開發找不到產品方向、電子書的市場在二十年前尚未成熟，讓我在短短二、三年內負債了近千萬元。不過回過頭看，不管是中藥材或是電子書，也都有著與大地連結的關係，中藥材是大地植物的禮物及古人的智慧；電子書推廣環保閱讀，讓大地資源與環境保護達到平衡。

在這段創業失敗的挫折中，我甚至體驗過身上只剩下十九元的日子，當時縱使是沮喪失落，但我仍想努力實踐我的夢想、我的使命。愛因斯坦曾說過：「不要努力成為一個成功者，要努力成為一個有價值的人」，這也是支持我咬牙挺過來的信念之一，所以當精油出現在我的生命中時，我知道我可以藉此幫助別人，並且完成自己的使命時，我心裡多了當初第一次創業時所沒有的踏實感與方向感，當然我依然感謝過往在我身上發生的每一段經歷，它們指引著我，讓我能更明確的找出自己邁向夢想及目標的方向。

願所有的生命，都能被溫柔對待

在這些生命歷程中，影響我甚大的還有我的父親。父親在我大學時第一次被診斷出癌症，在一次求醫的過程中，當我和家人焦急的向護理師詢問病情時，竟是當面被粗魯且冰冷的告知病情，當下真是晴天霹靂，也很心疼父親。我不責怪當時的護理師，我知道她在繁忙的工作中履行她的職務，但同時我也在想，生命如此脆弱，總讓人無奈且心痛，而健康產業是否能夠給予人們多一點的溫暖呢？這件事深刻影響了我，成為我後來選擇從事健康產業的初衷與堅持，「對健康的堅持」及「對人的溫暖」是我最想傳

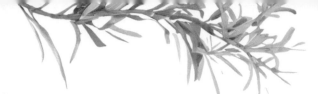

達的兩大中心思想，是做任何決定的出發點及審核的標準。

　　幸與不幸總會在人生中交替出現。當我期望自己以感恩樂觀的心態去面對父親的病情，同時思考我還能做些什麼的同時，卻又被告知父親的肝癌腫瘤已經長到十九公分，我再度被迫面對突如其來的壓力與衝擊。

　　這一次父親除了要承受日益加重的病痛外，還需要接觸許多未曾聽聞過的專業醫療資訊，以及親朋好友提供的各式各樣治療偏方或營養建議，這些排山倒海而來的混雜訊息讓我更慌亂、不知所措，焦急的心讓我們面對爆炸性的資訊時，更不知道如何判斷與取捨，全家人一心只想著如何能趕走癌症這個不經同意便住進父親身體裡的不速之客。

不只身體，心理及情緒也都需要被照顧

　　後來我才發現，當大家全神貫注地關注父親的癌症狀況、指數起伏的同時，卻忽略了父親沈重的心理壓力及情緒變化。對父親而言，他是一個剛退休不到兩年、每年都有進行健康檢查的公務人員，怎麼一夕之間腫瘤就長那麼大？我永遠記得那一天，我單獨推著父親到醫院的地下室等待核磁共振檢查時，在孩子面前總是展現堅強可靠的父親、總是秉持著客家本色硬頸精神的父親，竟在我面前掉下他驚恐、害怕又無助的眼淚，心裡擔心著家中的大小事，說著：「園園妳做的事業是對的事，不過我再也無法種香蕉給妳們吃了」，當下的我感到無助又自責，無法為我敬愛的父親做點什麼事。強忍著淚，我心中對自己和父親許下承諾、立下宏願，如果有一天有能力，我一定要為癌症患者及家屬，在生理、心理及情緒上做些什麼，讓他們面對這個強大病魔時不再那麼孤苦無依。

　　陪伴父親生命最後一段旅程中，我深深體驗到癌症或重症的病患除了要面對生理病痛外，心理情緒的照護也是相當重要，而且不只是患者

本身，照顧者的心理壓力也需要被照顧及關懷，人們經常還沒走到疾病的末端，身心靈就已疲憊不堪，甚至早已崩潰，而毀了一個家庭。

每一滴精油，都承載了愛與感恩

當「創業」與「精油」兩條線連在一起，我像是原本被拔掉了的插頭，又重新接上了，只是接上的不只是電，更是來自宇宙的訊息，這麼說或許有些難以理解，或者有點玄妙，但我真的想不到用什麼話語去形容那股奇妙的感受。在那時我確立了方向，並毅然離開美國高薪的職位，準備大刀闊斧的開啟我人生的使命與旅程，我的目標堅定，要以最健康自然且不造成地球傷害的方式，將大地療癒的能量傳遞給所有需要的人。

每一段冒險故事中，真正的寶藏總是蘊藏在尋找寶藏的過程中。若說我的創業是一段尋寶過程，我想我還在這個探索旅程中，但也早已獲得許多值得感謝及珍貴無比的寶藏了。在每一次看到精油能量幫助到所需要的人，每一段小小的的暖心故事，彷彿讓他們在黑暗大海中、無助地載浮載沉之際，不僅抓到一塊可以依靠的浮板，更能看到一盞指引的燈塔。

這些年來，接收到許多朋友的回饋，每一句說出口的話語、每一則傳送的訊息，對我訴說的感謝，我也都銘記在心。我與我的夥伴們在我所堅持的健康有機原則下一起打拼，彙整出一條遠大且有力量的洪流，這些全都是我的寶藏及成長的養分，在這本書裡，我想好好地將我珍藏多年的寶藏，讓這些飽含「愛」及「感恩」的精油分享給大家。

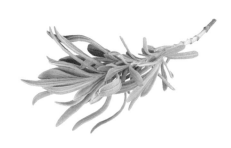

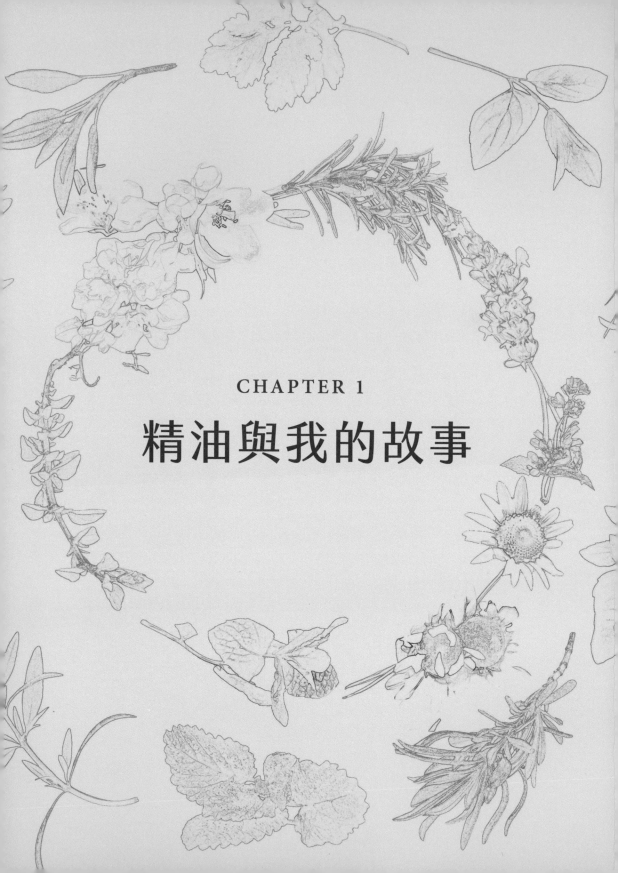

CHAPTER 1

精油與我的故事

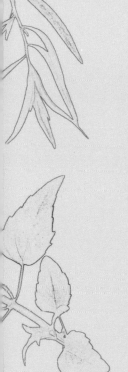

Story 1

瘦下 28 公斤，逆轉肝硬化

二〇一七年，當我四十二歲時，原本是陪著婆婆到醫院檢查 C 型肝炎，因為自己家族為肝癌的高危險群，爸爸和叔叔都因為肝癌而去世，加上本身也是 B 肝帶原者，所以就順便做了肝臟檢查，卻意外發現自己已經出現肝硬化。

當醫生告訴我：「你有重度脂肪肝、已經開始肝硬化了」時，我完全無法接受，因為我身體完全沒有出現任何異狀，頂多就是體重過重（我身高不到 160 公分，體重當時 88 公斤）。

我和醫生說：「我現在很好呀！我的身體沒有任何不舒服」。

但醫生很憂心的說：「妳現在 B 型肝炎的病毒量已經超標很多，如果一爆發，可能連說再見的機會都沒有了……」

我頓時晴天霹靂又百感交集，心想著為什麼是我？為什麼我把自己搞成這樣？孩子還這麼小，該怎麼辦？又浮現了爸爸過世時難過的心

情，我大概有一到兩週的時間，有如行屍走肉般地的生活，甚至開始想著要交待自己的遺囑，我的孩子、公司該怎麼辦……。

重新檢視自己的身心健康

自怨自艾了好一陣子之後，我告訴自己不能再哭了，必須收起眼淚。我很早以前就有靜坐冥想、和心靈對話的習慣，我開始告訴自己，如果這是老天爺要給我的考驗，不如就剝開這一層層的神祕面紗，看看老天爺要告訴我什麼。

我開始接受醫生提出的積極治療方式，按時吃藥、每三個月回診追蹤檢查。除此之外，調整飲食習慣，減少攝取精緻澱粉，並強迫原本不愛運動的自己，要減少坐著的時間，多多走路。也開始重新思考如何愛自己、認識自己、與自己的情緒和身體對話，重新出發。

正規治療搭配精油調理，我的脂肪肝不見了

我除了遵循正規治療外，也加入精油輔助。肝硬化的最大問題就是「肝包油」，必須消除過多的內臟脂肪。而在精油裡，柑橘類的精油有對應的效果，所以我在每天的飲品裡，都會滴一滴佛手柑、甜橙等柑橘類精油（口服精油請務必注意安全，不建議自行直接飲用，務必諮詢專業芳療師和主治醫師）。

另外，在得知自己生病之後，情緒也受到很大的影響，甚至沒有辦法好好睡覺，當睡眠品質變差，連帶的又會影響身體代謝，可能會讓病況更糟，形成惡性循環。因此我利用乳香、檀木精油，調和成複方精油，幫助安神助眠。

爲了舒緩心情，我每天還會泡澡，交替使用少許的玫瑰、檀木、乳
香、雪松等精油，泡澡後我的心情也會變得比較好、比較放鬆。

逆轉脂肪肝，肝功能變正常了

大約過了半年，我就瘦了二十公斤，很多人都以爲我抽脂、吃減肥
藥，其實我只是改變了上述的生活習慣，盡可能保持身心平衡。

加上我熟知精油的特點與植物人格，知道什麼樣的情況可以使用何種
精油，安全的使用它們，認識植物能量，就能爲自己的身心健康帶來
益處（後面章節也將會加以介紹）。

在接下來的兩年內，我也慢慢的從重度脂肪肝變成中度脂肪肝，到最
後脂肪肝完全消失，B型肝炎的病毒量也已經檢驗不到了，肝功能指
數也恢復正常了，對我來說，眞是莫大的驚喜。後來想想，其實很多
事情在於轉念，事情的好壞，取決於你怎麼看待，因爲植物精油的陪
伴，讓我更有勇氣面對自己的健康，或許這就是老天爺要我學習的課
題。

最後，我更感恩老天爺再給我一次重新開始的機會，更加重視自己的
健康和家族遺傳性疾病，我何其幸運能有再一次的機會，因爲很多人
可能連這個機會都沒有。願看到此書的朋友們能夠好好愛自己，重視
身心靈平衡。從今天開始，就讓我們一起認識自己、照顧自己。

Story 2

精油陪伴，走過憂鬱症

有一天，一位好友哭著跟我說，她的孩子竟然割腕自殘……震驚又難過的她不知道該怎麼辦，很害怕會失去孩子……。

同儕、課業壓力，憂鬱症上身

好友對孩子的教育一向都是抱著自由開放的態度，希望孩子能夠開心成長，不要有太重的課業壓力，所以在孩子上小學前，都沒有補習或事先學習。上了私立小學後，課業成績總是落後，人際關係也出現問題。

好友查覺到女兒的不對勁，母女兩人討論後，都覺得也許換個環境會比較好，於是就轉學了。原本預期到了新環境能有新的開始，結果卻出現了更嚴重的適應不良情形。媽媽雖然有發現以前愛笑的孩子，臉上的笑容漸漸變少了，但以為是孩子進入青春期的關係。

直到有一天，好友接到輔導室老師的電話，告知孩子的情緒相當不穩

定，最好二十四小時都要看著，以免再有什麼萬一，此刻她才知道，原來孩子的身心壓力來到了臨界點，開始出現自殘行為。在學校不斷忍受同學霸凌，還有同儕間競爭的課業壓力，讓孩子得了憂鬱症。

電話一頭傳來好友的低泣聲，讓同樣身為人母的我也同樣感到揪心與不捨。

精油按摩，拉近母女距離

這位好友在事業上有著令人稱羨的成就，也花很多時間在工作上。「那天我一樣忙到半夜回家，一進家門就發現家中地板上竟然出現玻璃碎片，還看到孩子的手上有傷口，趕緊幫失神的她把手上的傷口包紮起來，然後抱著她大哭……」。

聽著好友訴說著，我能體會那糾結又無助心情，這是很多家庭工作兩頭燒的職業婦女都默默承受的苦痛。

我安慰著好友，無論如何一定要重新分配工作與生活，多一點時間陪伴孩子度過難關，也要帶著孩子接受心理治療，並且調整自己的步伐。雖然沒辦法像一般全職媽媽可以全心照顧家人，但至少盡可能空出時間陪伴孩子。

「可是我怕孩子不願意跟我聊心事，那怎麼辦？」我說：「可以藉由一邊用精油幫她按摩，一邊和她聊天，這樣的好處是可以讓聊天顯得不那麼刻意生硬，也能透過手掌的撫觸和溫度，讓親子關係更加靠近。」

身為我的好友，她常常聽我說著精油的好，對精油也有一定的了解，她茅塞頓開的說：「對耶，青春期的孩子在意自己的外貌又容易長痘

痘,可以幫她擦茶樹精油。她之前生理期下腹悶痛到必須請假休息,我就用妳上次幫我調配的複方婦宮精油幫她按摩腹部,最近一次生理期就不用再請生理假了!」

「有沒有什麼精油是可以照顧孩子的情緒?我想她現在很需要安穩心情⋯⋯」

「可以使用天竺葵精油,嗅吸這個味道很容易讓人感到平靜,甚至親子間會有『油』然而生的幸福感喔!你可以試試看,有什麼問題,都可以再來問我。」

從學習障礙到成績 A+

大約過了一年後,好友有一天開心地跟我分享著,孩子的自費藥物還沒吃完,憂鬱症就完全遠離了。「女兒走過情緒風暴後,學習也慢慢步上正軌,原本剛入學的時候,被判定為學習障礙,但到了九年級時,分數已經進步到 A+,甚至每一個科目都有大幅進步。」

好友也跟我分享她使用精油的心得:「我會在她讀書的時候,教她使用迷迭香精油薰香,讓她更能集中注意力與思緒。現在的她,不僅憂鬱症痊癒了,學習障礙的問題也克服了!」

我一直認為,不管是身體、心理上的病症,第一步絕對是尋求正規醫療的協助,除此之外,再搭配上精油的輔助,讓身心更加安定,有助於走過治療過程。也希望能夠鼓勵家中有憂鬱症或其他心理問題的家庭,能夠積極治療,善用精油輔助,多一點時間與耐心,陪伴孩子走過生命的歷程。

感謝我的好友相信我,也相信自己,陪伴與愛絕對是最大的力量!

Story 3

提升免疫力，病毒不要來！

在 COVID-19 肆虐的這幾年，總聽大家說：「轉角不會遇到愛，轉角會遇到確診者」，的確，在一波波的確診者人數不斷增加之中，很慶幸地我們家人都是「天選之人」，在疫情橫行的前二、三年間，都沒有受到病毒的波及。

一直到今年年初（二〇二三年）的農曆春節，我們整個家族在南部遊玩，到了初五晚上回到家時，先生覺得喉嚨好像怪怪的，馬上快篩果然出現「兩條線」，其他家人也趕快快篩，結果呈現陰性。

於是先將先生隔離在獨立房間，並且二十四小時開著精油賞香儀讓他嗅吸，以迷迭香、茶樹、薰衣草、尤加利、檸檬等有助於抗菌的精油，緩解他的呼吸道不適。

先生在確診的過程中，沒有太大的不適，病程和其他確診者相比也相對短，大概三天後，篩檢結果就從陽性轉陰性了。

用精油全面提升免疫力

我在疫情期間，每天也都會使用精油來加強防疫。像是早晚刷牙時，會在牙膏滴上 1 滴茶樹精油，刷牙同時也刷刷舌苔。並且隨時帶著賞香儀，環境允許下我就會開啟，藉由嗅吸具有抗菌效果的精油，來達到保健的效果。

先生確診後，我也開始擔心自己會不會接著確診，因爲接下來有許多重要工作要進行，深怕行程會受到影響。還記得要北上工作的前一天早上，又再一次進行快篩，結果試劑上出現了淡淡的兩條線，不過身體沒有感到任何的不舒服，只有聲音稍微啞啞的，所以我先預防性的吃了醫生處方藥，靜觀其變。

結果當天晚上再度快篩時，又變成了一條線的陰性了。不知道是否在藥物和精油的雙效使用下，快速的擊退病毒，也有可能是我太喜歡我的工作了，不斷地和我的身體、心靈對話著：「細胞們你們要加油啊，好好對抗病毒啊！這些病毒啊，姐姐我很忙的，不要來亂好嗎！」

即使 COVID-19 風暴已經逐漸散去，不過生活中仍會充斥著各種感冒、流感等，唯有照顧好自己、提升自我免疫力，才能減少身體不適。

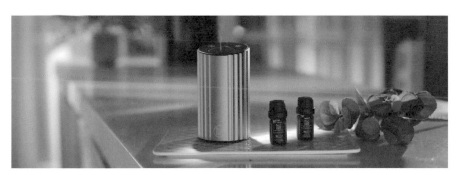

▲透過賞香儀嗅吸抗菌精油，減緩呼吸道不適。

Story 4

理性又科學的學者，
也開始相信精油的美好

可能是因爲市面上有許多誇大的廣告，也有可能一般人對於精油的了解不深，讓很多人對於精油效果抱持著懷疑的態度。我認識一位南部某間大學的副校長，也是如此，不過他從一開始不相信精油，到後來精油全然地融入他的生活，爲他帶來了改變。

這位副校長是一位學術又理性的人，他們家族有心血管、三高的問題。有一次副校長和我聊到，他每年健康檢查的數據都偏高，而這次回診醫生跟他說，得要開始吃藥控制了。我聽到後和副校長說：「精油也可以輔助修護三高的部分，可以使用玫瑰精油……」。

結果副校長一口回絕我，還跟我說：「YOYO 啊，你沒有錢沒關係，我和你買一瓶精油就是了，不要再說這些香精能有什麼樣的功效，我幫你做業績，不要和我推銷這些功效了。」

我急忙解釋：「這是天然植物精油，不是香精啦……」

「你就隨便賣我一瓶，我直接買就是了，但不需要講功效了。」

最後，我還是賣了一瓶玫瑰精油給副校長，我跟他說，你每天在飲用水裡加 1 滴玫瑰精油，直接飲用就可以了（還是要提醒一下，口服精油請務必注意安全，不建議自行直接飲用，務必諮詢專業芳療師和主治醫師）。

三高降到標準值，還找回了男性魅力

大概過了一、兩個月後，某一天副校長打電話給我：「YOYO 啊，我今天回診，三高的問題全部在標準範圍內耶！」

其實玫瑰精油在國外許多文獻都有記載，有助於改善血脂，甚至也有助於提升親密行為。副校長大約比我大了十歲以上，他還和我說：「不僅三高問題回到標準值，雄性魅力也找回了，夫妻關係越來越好。」

後來副校長還推薦了校長也加入精油使用的行列，前前後後幫我介紹許多客戶，看到大家真真切切因為精油而獲得了助益，就是我最開心的事了！

Story 5

用精油陪伴母親，
走完人生最後的路

很多時候，看起來好像是我在用精油幫助身旁的人，但其實他們也同時反饋了許多能量給我，讓我充滿力量與感激。這些故事一直持續著，也讓我更加堅定精油推廣之路，也希望這些真實的故事，能鼓勵到徬徨無助的你。

高齡九十歲的失智症長者

我認識一個長輩，他的母親九十幾歲了，因為失智症問題，讓這位長輩不得不提早退休，在家全力照顧老母親。有一次我專程到這位長輩家中拜訪，並送上了幾瓶迷迭香精油以及賞香儀，希望這個伴手禮可以改善老人家的失智症狀，同時也能分擔這位長輩照顧老母親的心力。

有一天清晨我的手機收到長輩傳來了訊息：「YOYO，我媽媽現在在加護病房，從昨天送進來後就一直痛到整夜無法入睡，有什麼精油可以幫助止痛舒緩的嗎？」這位長輩一向不喜歡麻煩別人，我知道這一定是在他情非得已的情況下才發出的訊息。

我怕他不方便接電話，也怕打擾到醫院其他病患與家屬，便回訊息告訴他：「可以使用薰衣草精油，若您手邊的精油用完的話，先別擔心，我今天再快遞一瓶給您。」

發出訊息後，我立即告知公司同仁準備薰衣草之外，也一併將甜橙精油、檀木精油打包快遞寄出，因為直覺告訴我：「一定會需要的……」

當天傍晚，接到長輩收到精油包裹的道謝電話，我連忙跟長輩說明可以在病房的枕頭邊滴上兩滴薰衣草精油，可以幫助放鬆不安的情緒。病房冷氣強，皮膚也容易乾，藥吃多了想必皮膚會乾癢，薰衣草精油也可以加在乳液裡，試著幫母親塗擦按摩全身，可以讓她感覺比較舒服喔！」

面對離別，沒有遺憾

幾天後的凌晨三、四點長輩傳來了訊息：「我的母親已經安詳離世了！」

當我看到訊息時已經早上六點多了，我趕緊換了件衣服衝往醫院，希望可以陪這位在我創業路上一直照顧我的長輩，為他盡一點心力，幫一點忙。

到醫院後，這位長輩見到我就握著我的手說：「YOYO 啊，很感謝你

啊，我母親離開的前幾天還好手邊有薰衣草精油，讓她聞聞薰衣草的味道，至少可以緩解她身體的病痛，讓她不會因為病痛而睡不著覺。我母親在臨終前突然精神變得很好，原本一直閉著眼睛的她，睜開了眼睛跟我聊了幾句，媽媽說她想洗個澡，我在護理師幫忙下，帶媽媽到安寧病房的 SPA 洗澡，我有把妳跟我說的甜橙精油加了幾滴在洗澡機的浴缸中，整個浴室充滿了一種甜美的味道，媽媽說好香，還笑開了。」我看著長輩臉上沒有一點哀傷，只有無比欣慰的表情。

長輩又說：「幫媽媽洗了一個開心的、也是她人生中最後一次香甜的澡。沐浴更衣後扶著媽媽躺回病床上，不久後，媽媽說了一句：『祂來接我了』，媽媽是十分虔誠的佛教徒，我一聽就知道，跟媽媽道別的時間應該到了，我想起媽媽以前都會在佛堂供著檀香，剛好妳也寄了一瓶檀木精油給我，下意識的我拿起檀木精油，在媽媽的胸口、人中、眉間各點抹了一下，然後看著她安心的吐出最後一口氣……，我十分慶幸可以幫助媽媽安詳走完人生這最後的一哩路。」

每當我說到這個故事時，就會忍不住想掉淚，面對至親至愛的離去，總會充滿無助與不捨，好希望能再為他們做些什麼、減少一點疼痛也好。我想，這位長輩應該是覺得很欣慰，在母親人生的最後一段路裡，能夠在身旁好好的陪伴她、安撫她、跟她說說話，也就沒有遺憾了。

Story 6

長照機構裡的阿公阿嬤

七年前，曾經到長照機構幫護理師與照護員上課，教他們如何將芳香療法應用在照護上，因此有了跟長輩們近距離且長時間接觸的機會。

這些長輩有些是擔心拖累孩子而選擇自行入住機構，有些則是在半推半就下被迫住進來，有些則是在「毫不知情」的情況下被送來。讓我印象最深刻的是一對老夫妻，兩人膝下無子，據說這位阿公年輕的時候因為經商的關係，經常帶著妻子在各國之間跑來跑去，可能是忙碌跟壓力的關係，生兒育女之事始終無法如願。但也許是年輕時打拚事業所累積的財富，才得以在無後代照顧的情況下，人生下半場的生活也毫不匱乏。

用迷迭香、檸檬精油，改善失智症

我第一次看到阿公時，身體還算健朗的他正推著坐在輪椅上的阿嬤在機構的中庭裡散步聊天，不管阿公說什麼，阿嬤有時會面帶疑惑看著

阿公，更多時候是漫不經心的發著呆。若非已知道他們是夫妻，可能會以爲只是好鄰居。

出於好奇，我走向前跟阿公聊天，也關心阿嬤爲什麼坐著輪椅，阿公提到阿嬤有失智症狀，有次獨自外出買菜，回程一時忘記回家的路怎麼走，心急之下走路不留神就摔倒受了傷，從那一次之後，雙腿就極爲無力，即便短短不到五十公尺的路也無法走完，需要長期復健。阿公考量自身的體力也有限，所以才決定帶著老伴入住機構，至少有人幫忙照應。

當我聽完這些話，突然羨慕阿嬤有那麼愛他的老伴，心想著阿公應該也希望得到阿嬤的回應吧。不知道是否出於我對芳療志業的使命所驅，我趕忙回到剛剛幫機構護理師及照護員上課的教室裡，從包包翻出了迷迭香精油和檸檬精油，也把當天帶去的唯一一臺賞香儀一併拿給阿公。

「白天可以將這兩種精油以１：１加入賞香儀中擴香，讓阿嬤隨時可以聞得到，對失智症狀會有所改善，精神與思緒狀態也會比較活絡清晰喔！」我一邊示範一邊跟阿公說明著。

接骨木精油，幫阿嬤復健

一個月後，再回到這間機構接續爲護理師及照護員上進階芳療照護課程，下課走出了教室大門，就聽到有人遠遠喊著：「老師！老師」，一抬頭才發現是阿公推著坐在輪椅上的阿嬤，朝著我一邊打招呼一邊走來，走近後我看到了阿嬤靦腆的微笑，阿公跟阿嬤說：「妳說聞起來很香、很舒服、心情很好的精油，就是這個精油老師給的喔！」

接著阿公跟我說，阿嬤最近一個月來的失智症狀減少，反應也有所進步，還開玩笑說阿嬤終於可以跟他繼續打情罵俏了。阿公知道我今天會來上課，特地來道謝，我進一步關心聊到阿嬤復健狀況，阿公說：「我都有跟她說要努力復健，等好了就可以一起出國玩」。

接著低頭對阿嬤說：「妳以前都說妳還要再去澳洲玩一次，妳記得嗎？」一聽到有人跟我一樣喜歡澳洲，我感覺遇到了知己，便開始跟阿嬤聊起了澳洲的人文地理，特別介紹我最愛的塔斯馬尼亞，不知道我是精油老師的人，可能會以為我是旅行社業務在推銷旅遊行程呢！

「我也想去！」阿嬤眼睛突然亮了起來，跟阿公說了這句話。

「來！阿嬤這一瓶精油送妳，平常復健之外，可以請照護員或是阿公幫妳按摩，一定很快就可以再去澳洲玩，要加油喔！」我給阿嬤的是原本要帶回竹田鄉下孝敬給我媽媽的接骨木按摩精油，但我覺得任何機緣下出現需要幫助的人，即便是萍水相逢我也樂意分享，我的張媽媽應該也會同意我先轉送這份愛的。

當我第四次回到這間長照機構時，下課後一如往常想找這對老夫妻聊天卻沒遇到，抱著擔憂猜疑的忐忑心情跟照護員問起，才得知原來前一天阿公帶著阿嬤一起出國旅遊了。

我彷彿看到了阿公牽著阿嬤的手，搭上了飛往幸福的班機，健康重新啟航。

Story 7

用自己所知，幫助所愛的人

創業初期，從我決定將精油帶入第一間百貨公司開始，便認識了陳師傅。他年輕時從學徒開始做起，累積了二十幾年的木工專業，交付施工總讓人很放心。

我早期進駐十二家百貨，專櫃上的陳列貨架、櫃體等，皆在陳師傅的巧手下完成，我們擁有很深厚的合作默契與革命情感。也因為如此，這位我一直稱為「陳大哥」的師傅，更像是我的家人一般，每當完成一間店櫃裝潢，他總會跟我一樣開心，像是看著自己的孩子長大一樣。

自由呼吸，成了奢求

有一天我很開心的撥了陳大哥的手機，想通知他有新的展店計畫，需要他的幫忙，接起電話的是陳大哥的老婆，在我說明致電來意後，話筒另一邊的陳大嫂卻說：「他已經沒辦法做了……」

當下的我以為陳大哥的訂單太多，所以應接不暇，連電話都無法親自接聽，開玩笑地說：「哇！最近案子接不完，忙到都沒空接我電話啊」，豈料陳大嫂啜泣了起來，久久不語，這樣的反應讓我以為自己說錯話了，於是連忙道歉：「對不起！大嫂，我剛剛開玩笑的啦！」沉默了令人快要窒息的幾秒鐘後，陳大嫂緩緩地說：「他前幾天送急診，肺癌……住院了。」

掛上電話，想著現在能為陳大哥做些什麼？他在醫院會需要什麼？我直覺地拿了幾瓶尤加利精油和一台賞香儀，便驅車直奔醫院。

病床上的陳大哥用著微弱的氣音跟我簡單打了招呼，乾咳了幾下，聽得出來那來自肺部深層的痰音，就跟陳大哥的病情一樣，不知躲藏隱忍了多久，伺機而動的在蓄滿苦痛後崩壞。我不捨眼前的這位年近七旬，在我眼中一直是身體強健、個性爽朗的老大哥，此刻僅能戴著氧氣罩虛弱的躺在病床上。原本輕而易舉的自由呼吸，對肺癌末期的大哥來說卻成了奢求。

尤加利精油，帶來清新的空氣

我將帶來的尤加利精油放入賞香儀內並啟動置於病床邊櫃上，同時告訴陳大嫂：「這會幫助陳大哥呼吸道可以舒服一點，如果機器裡的精油快沒了就再加進去，賞香儀請不要間斷，不用擔心，過幾天我再帶精油過來」。

四天後我再去探望時，陳大哥已轉到了安寧病房，不過我一進病房看見陳大哥的模樣有些嚇一跳，因為比起幾天前被送進醫院時，精神顯得更好，「YOYO，謝謝妳！」陳大哥清晰分明的說出這幾個字，陳

大嫂招呼著我坐下：「他這兩天一直跟我說，已經好久沒有吸到那麼新鮮、那麼好聞的空氣了，謝謝妳帶來的精油」，我一手提著一袋精油，一手摀住了忍不住又驚又喜的嘴巴，雙眼噙著欣慰的淚水：「太好了！」

當天晚上我的 Line 傳來一則來自陳大哥 ID 發出的訊息：「陳師傅今生已圓滿了！剛剛跟著佛祖離開了，謝謝妳讓陳師傅完成了心願之一」，我難過得哭了！我用一種充滿尊敬和欣慰的心來感激，在陳大哥生命的最後一刻，我能夠以我有所知也有所愛的精油，變成他生命終點站圓滿的一部分，這份悸動至今仍無時無刻的提醒自己，在這條芳療路上我必須持續堅持。

雖然我們都已經有了心理準備，但是當無常來臨時，心仍猶如刀割的痛、讓人無法言語。此時深吸一口最熟悉的溫暖氣味，就能帶來一點勇氣與力量，陪伴我們度過憂傷與孤獨，帶著相信走向未來。

迷迭香的美好記憶

迷迭香被稱爲神聖之草，全株有著強壯的香氣，也是最傳統的香草植物，傳統上重要的典禮或是場合，都可以瞧見迷迭香的蹤跡。

第一次透過大自然和我的父親產生連結，就是迷迭香。那是一段非常艱難的時期，父親正面臨疾病纏身的苦難，此時的他暫時忘記坐在眼前的我是誰。

父親因爲化療後進食不適、體力虛弱等，身心長期耗損，也將生存的意志消耗殆盡。此時我點起了迷迭香來擴香，並用濕毛巾爲父親做全身的擦拭。迷迭香獨特的草本能量在房間中蔓延，不一會兒，他便感受到腳底下有著踩在土壤上的搔癢感，似乎迷迭香慢慢從這方寸之間群生了起來，這一瞬間父親像是接通了大腦中的某個開關，原本布滿青青苔蘚的記憶齒輪，就這麼開始轉動了起來。

「園園」，父親發出孱弱的聲音喊著我，我差點潰堤，這一句是我心念已久，我們之間專屬的特有語調，蘊含了好多好多愛的印記。「園園，你做對了，要記得堅持下去，完成該完成的事情」，簡單的交待話語，卻是我一輩子深藏的珍貴記憶，也是父親對我的最後叮嚀。

迷迭香的存在，是我與我父親之間的情感記憶，更是我這輩子的志業與使命，願大家輕輕嗅吸迷迭香精油的時候，也能夠喚起你心中最深層的記憶，不管是你的原動力、你人生的目標，永遠要告訴自己：「你可以的，請繼續走下去。」

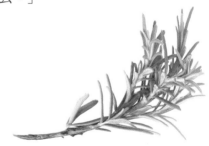

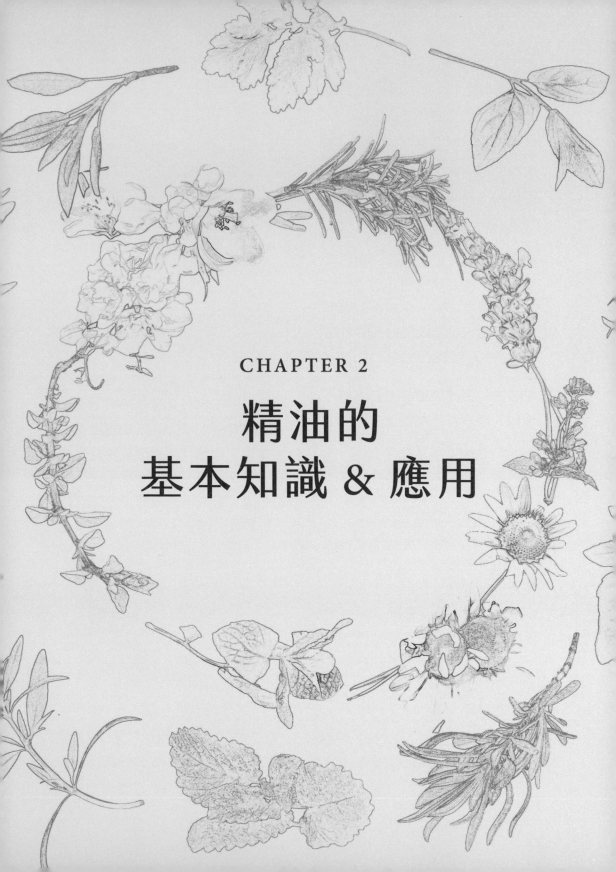

CHAPTER 2

精油的
基本知識 & 應用

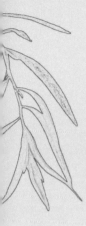

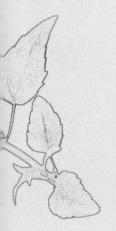

大自然的能量一直都在，不斷地誕生，卻也不停地死亡，即便如此，能量卻也從未消失過。這世界上所有的物質，小至窗台的香草、遠方散落的櫻花，你身體血液中的鐵、你現在呼吸的氧分子，世上的每一個角色，都有各自的化學結構。

但你知道嗎？全世界的植物有上億種，但可以被淬鍊成精油的植物，卻只有數百種，每一款精油都擁有各自的有效精油分子，並代表著它與生長環境之間的故事。

相同品種但於不同時期種植的植物，也會因當時的日照氣候與生長環境的不同，造就出獨一無二的精油有效分子結構。就讓我們認識自然界能量連結的故事，並以科學研究佐證，一窺充滿奧祕的精油世界。

在了解植物的本質之前，我們要先學習敞開自己的心，虛心向大自然學習，試著融入彼此交會相連的訊息，大自然將引領能量通達全身。首先，我們得先來認識何謂精油。

Q1. 什麼是精油？

精油是從特定的植物上萃取出來的能量物質，是大自然的寶藏，存在於植物的根、莖、花、果、枝椏、樹脂或葉片等等，蘊藏著宇宙賦予植物的能量，這些能量是植物為了生存而產生的特有功能。例如玫瑰精油取自玫瑰花瓣、薄荷精油取自薄荷的葉片、檀木精油則取自於檀木木心等等，再透過合適的萃取方式，淬鍊出屬於植物們的風貌，當我們接觸它們的那一瞬間即能啟動心理細胞。而這些「擁有大自然植物能量的液態物質」就可以稱之為「精油」。

無法移動的植物們，在遭遇生長環境或氣候驟變等考驗時，會創造出各種氣味與化學分子來抵抗寒冷、炎熱、驅趕蚊蟲等，甚至對抗病菌、治癒傷口等功效，確保生命安全，並有助於授粉、吸引昆蟲前來繁衍後代等行為。而植物的這些故事透過了蒸餾技術，淬鍊成我們手心上香氣圍繞的精油。

關於植物的故事，從地球有生命就開始點滴注入，一直到現在、未來也會繼續編織著。如今我們何其有幸能透過每一瓶獨一無二的「有機精油」窺看每個植物的春夏秋冬，它們的生命故事同時能夠引領我們進入塵封已久的心靈、療癒人類。

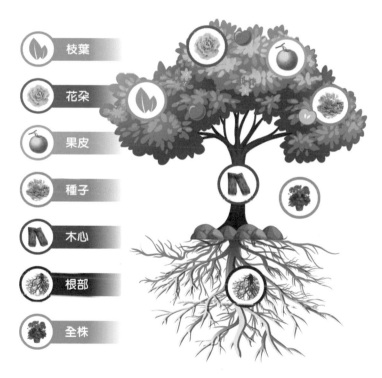

枝葉

花朵

果皮

種子

木心

根部

全株

▲將植物的枝葉、花朵、果皮等部位，透過萃取方法得到揮發性植物物質，即為精油。

精油種類有哪些？

每種植物都擁有自己特有的氣味與效用，當我們進行芳香療法時該如何透過精油來療癒我們疲憊的身心靈呢？在選擇單方或複方精油之前，我們先來了解兩者的差異。

1、單方精油

指單純從同一科且同屬的品種，依植物的特性採取不同的萃取方式而獲得的精油物質，為 100% 精油，每一滴的單方純精油是萃取好幾萬噸的植物而濃縮的液體，每種精油都有自己特有且複雜的有效成分。

2、複方純精油

是指為了因應「特定用途目的」所調和而成的，通常是用兩種以上的單方純精油調和。複方精油經調配後具有全新的化學結構與成分，透過精油與精油的協同作用，具有特定的功能及效用。

3、複方按摩油

由於精油純度高，大部分都不可直接塗抹於肌膚，因此需藉由植物油來稀釋，將單方精油或複方純精油與植物油混合（基礎油），即為複方按摩油，透過塗抹或按摩的方式，讓肌膚吸收精油的有效分子，並進入身體運作。

4、純露

在蒸餾精油時所產生出來的物質。一般業者會將上層的純精油取出，留下的下層液體即稱之為純露，通常此種純露為了保存會加入維他 E

做爲防腐。少數頂級昂貴有機和食品級的純露沒有將上層的純精油取出，除了可以保留植物更多的能量外，還具有防腐的功效，其作法是直接從植物蒸餾出其濃度和品質較高的百分之百純露。

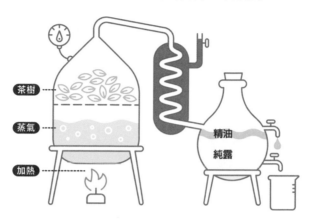

茶樹

蒸氣

加熱

精油

純露

▲蒸餾精油後，上層爲純精油，下層即爲純露。

5、原精

原精（Absolute）是指單一花類植物以單一油類、用脂吸法方式提煉而成的油態產物，稱爲原精，除了保有花類的香氣，亦含有精油的功效。原精因含有脂吸之油脂，所以可以直接使用於肌膚。

6、精華油

含有多種植物提煉的精油，並以一種或者多種植物油結合而成，其效用和使用方式與複方按摩油的原理相似。

7、其他精油相關的產品

市面上有很多產品也都會添加精油，像是喉糖、牙膏、身體乳、沐浴乳、面霜等。

如何辨別單方與複方精油？

精油擁有多元的有效精油分子，我們可以用 GC-MS 分析多元的化學分子，也造就了層次豐富的芳香結構。說到這裡，肯定許多人有疑問，精油不是天然的嗎？精油不是有機的嗎？怎麼會有化學分子呢？就像空氣中的氧氣是 O2 一樣，無色、無味，卻是我們與動植物們生存所必須的化學分子，在我們的生活周遭無處不見化學分子，不同的化學結構也會呈現不同的特性，當然源自於萬種植物的精油也不意外！

單方精油是由同一種植物、同一個部位所萃取出來，也因此單方精油擁有較濃郁也醇厚的植物氣味，且植物的功效及個性特點更為豐沛；複方精油則是混合兩種以上的單方精油，或與基礎油調配而成，調配複方精油所涉及的專業面向寬廣，需要包含醫學、植物香氛學等多方面的經驗，針對調配的需求，不同的精油之間擁有相互拉引的分子機轉效應，彼此間相輔相成，必須擁有足夠的實務經驗，才能更精準地「對症下精油」。

如果說單方精油是植物的靈魂，那麼複方精油則是貫徹靈魂的精神，常言病由心生，疾病的根源都有可能來自我們靈魂的深處，而大自然神奇的地方在於，這些植物的靈魂將帶著自身的能量，從嗅覺、觸覺順入我們心中的燈芯，照亮每一吋受傷的、焦躁的、快樂的，都將飽含大自然的分子。

對於我來說單方精油在某個層面上，也是複方，單一的植株品種卻同時也是多元的化學結構，只要充分了解植物靈魂的本質，時刻關照、覺察當下的身心，透過練習一點一點找出深埋的情緒與期待，只要你伸出雙手，大自然都願意回應你善意的期待。

Q2. 精油的化學結構

精油中常見的化學結構有烯類、醇類、酚類、醛類、酮類、醚類、酯類、氧化物等分子。每個分子都具有不同的特性，有些分子有清楚的外顯變化，而有些分子卻會在日常的食物或者藥物進行下產生相牴觸的變化，因此，正確又安全的使用精油才能眞正爲我們的身心靈帶來健康。

常見的精油分子

我們先來認識精油分子的特色與注意事項，接著，我也將整理各種精油分子的功效及代表精油，以便讀者方便理解。

1、單萜烯

單萜烯是精油分子揮發最快的分子之一，如一瓶未開封全滿的果類甜橙精油，因存有高含量的單萜烯，放置常溫縱使未開封，一年後就可能剩下八分滿甚至於七分滿，而造成此原因，即是單萜烯精油分子揮發而導致。記得，單萜烯通常都是「-ene」結尾。

2、倍半萜烯

認識了單萜烯也要認識同一家族的「倍半萜烯」，它的英文結尾同樣也是「-ene」，但是倍半萜烯就像比較成熟又優雅知性的傳道師，其氣味比較沉、比較持久，揮發性也低，通常較不會刺激皮膚，具有提振精神和安定情緒之效果。

3、單萜醇

單萜醇的英文結尾是「-ol」，其分子對皮膚、黏膜無毒且溫和，但少數

的人或者使用量太多時，也會有輕微過敏情況發生，如薄荷醇、香葉醇等。其發揮性為中等，常見於花和草類的精油。

4、倍半萜醇

倍半萜醇和單萜醇二者也是同一家族，所以其精油分子的英文結尾是「-ol」。但因為重質地的精油分子，是屬於慢版的精油分子，相對對皮膚不會造成刺激和過敏情況較低，多半可在木質調的精油發現其蹤跡。

5、酚類

酚類的精油分子對皮膚容易產生刺激過敏性，所以務必要稀釋再使用，而使用此類精油時也請多加留意。如果患者正服用抗凝血藥劑，或本身對凝血有障礙的患者，以及大量服用阿斯匹靈、華法林等手術前患者也需減量，務必謹慎詢問主治醫生後再使用。

大多數的酚類和醇類一樣也是「-ol」結尾，這類代表的精油有：牛至精油、丁香精油和百里香精油。富含酚類分子的精油具有強大的腐蝕性，是處理感染的好幫手，相對地具有強大的功效，也更要小心謹慎使用。使用時，其安全用量要稀釋到 1% 以下，才能達成守護健康的作用。

6、醛類

含醛類的精油分子是極好的精油，常做為鎮靜劑和解痙攣的作用，也因此這類的精油在使用時要特別考量其安全性。醛類分子的結尾多半是「-al」。代表的精油有香蜂草、檸檬草和檸檬尤加利等；醛類通常帶有檸檬香氣，這類精油的安全用量請稀釋到 1% 以下。要特別說明的是，檸檬精油是屬單萜烯的精油而非醛類喔！

7、酮類

酮類分子的精油相對較為安全，像是岩蘭草、薄荷、迷迭香等，但是這裡要特別提醒大家，像是綠薄荷含有香芹酮（Carvone）、樟腦（Camphor），就得要小心使用，安全用量必須稀釋到 1% 以下。酮類的英文結尾通常是「-one」，但是樟腦「Camphor」是一個例外喔。

8、酯類

酯類分子的精油也是相對安全的精油，此類的精油通常具有抗痙攣、止痛效果，例如天竺葵、薰衣草、快樂鼠尾草精油等。一般嗅吸和稀釋使用均是相當安全又有效的，但是含有水楊酸甲酯的冬青和樺木精油，在高劑量下反而對人體內臟及孕婦是有害的，雖然含有水楊酸甲酯的冬青對改善肌肉酸痛非常有效，但安全用量仍要留意。

酯類英文命名比較複雜些，是由醇類的字尾去除「-ol 後加上 -yl」，或者酸類的字尾去除「-ic 後加上 -ate」，如沉香醇「linalool」與乙酸「acetic acid」結合，就是乙酸芳樟酯「linalyl acetate」。

9、氧化物

氧化物的代表分子就是 1,8 桉油醇（1,8- cineole），代表精油為尤加利精油，像是藍膠尤加利、澳洲尤加利等。此類的精油分子對改善呼吸道、排痰、減少咳嗽、對抗支氣管發炎有很大的功用。

但也要格外小心，本身患有氣喘者，可能會因為刺激肺絨毛而引發氣喘，不過目前在國際醫學期刊的發表，使用尤加利精油改善氣喘及許多被誤判是氣喘患者，用了尤加利精油後反而得到改善。總之，有氣喘患者建議可先少量使用尤加利精油後，再漸漸將尤加利精油當作日常保養，以減少氣喘發作。

氧化物通常由醇類組成，因此保留了醇類後再添加「oxide」，如沉香醇氧化物「linalool oxide」，但是 1,8 桉油醇（1,8- cineole）又是個特例。

10、醚類

醚類的分子要格外小心使用，而醚類的精油香氣比較濃厚，有鎮靜和抗痙攣的功效，像洋茴香、肉豆蔻和樟樹精油。此類的精油也必須避免讓毛小孩聞到或使用，因含有黃樟素（safrole）有一定之毒性，但只要含量低於 0.01% 並和其他精油搭配使用，就是安全的。黃樟素可見於芳樟葉、樟樹和肉豆蔻中。醚類的英文結尾有「-ol」和「-ole」。

精油分子的功效

接下來為大家整理出精油分子相對應的功效和代表之精油，方便大家以輕鬆簡單的方式認識精油分子，不過以下有三個重點需要強調：

第一，同一家族如烯類的右旋檸檬烯「Limonene（d）」和左旋檸檬烯「Limonene（l）」同是單萜烯類，主要功能上還是有所不同。如左旋檸檬烯「Limonene（l）」的抗氧化程度比右旋檸檬烯「Limonene（d）」表現較好。但本書的重點希望帶大家快速掌握重點，就不深入探討精油分子的實證功效。

第二，除了我列表的這些分子外，其實還有更多符合的精油分子，如母菊天藍烴在德國洋甘菊精油中可發現蹤跡，但畢竟是特例，我們在此就不多做討論。

最後，請大家務必了解，一支單方精油會含有多種的精油分子，而表中所代表之精油只是取該精油分子較多的列入，不表示功效都是由此

分子所產生的。單一精油的效用，無法單獨只看單一精油分子的功勞，而是精油本身的多元分子協同作用而成的。只要是有機精油，就算是同一棵植物萃取出來，其精油分子也會有些許之差異，因此，每一瓶精油都是獨一無二的珍貴與珍稀。

在大自然的排序下，這些芳香分子以完美的比例共同存在著，彼此相互共好共存的協同作用，對人體的奧妙作用也很寬廣。

精油屬於大自然靈性產物，是植物為了生存，如幫助受損部位癒合、抵抗病蟲害、同類溝通、調節激素、對抗紫外線傷害、對抗鹽害、幫助生長代謝等所產生的精華產物。

純精油可說是來自大自然的恩典，世界各地都有 100% 純精油，這個大地之母給予我們這片土地全然的精華。不同產地的精油，亦會因為位處的地域性、土壤地質、氣候、收成的季節性等不同，讓成分上有些許差異，所以，光靠精油的產地是沒辦法認定精油成分是否為 100% 純精油。

最後，還想要深切提醒，一直以來我想要分享給大家一個重要的觀念：精油不是藥，生病務必要依照正統醫療再搭配精油的輔助療法，才能帶來有效且更整合性的照護。如果人家只想依賴精油對抗疾病，可能會導致嚴重的危機。反之，如果結合兩者，將可以達到全面照護，有效縮短療程，恢復健康。

單萜烯精油分子	相同主要功效	主要代表精油
• 莰烯 Camphene • 3- 蒈烯 Carene (δ-3) • 右旋檸檬烯 Limonene（d） • 左旋檸檬烯 Limonene（l） • β- 月桂烯 Myrcene (β) • β- 羅勒烯 Ocimene (β) • α- 水芹烯 Phellandrene (α) • β- 水芹烯 Phellandrene (β) • α- 蒎烯 Pinene (α) • β- 蒎烯 Pinene (β) • γ- 萜品烯 Terpinene (γ)	抗炎、抗細菌、抗眞菌（念珠菌）、抗病毒、抗抑鬱、抗焦慮、抗痛覺過敏、鎮靜、抗傷害性疼痛、抗氧化、化痰、抑制乙醯膽鹼酶、化痰、止痛、抗低血壓、抗炎、抗傷害性疼痛、抗肥胖、抗氧化、抗腫瘤、抗潰瘍、保肝、增強免疫、促進皮膚滲透和吸收、血管舒張	• 佛手柑 • 甜橙 • 檸檬 • 葡萄柚 • 甜馬鬱蘭 • 絲柏 • 乳香
倍半萜烯精油分子	相同主要功效	主要代表精油
• α- 石竹烯 Caryophyllene (α) • β- 石竹烯 Caryophyllene (β) • 雪松烯 Cedrene • 薑黃烯 Cur cumene • 薑烯 Zingiberene	止痛、抗炎、抗細菌、抗生物膜、抗傷害性疼痛、止痙攣、抗腫瘤、抗病毒、抗焦慮、調節免疫、局部麻醉、保護神經、預防動脈粥樣硬化及心血管疾病、抗潰瘍、降三酸甘油脂	• 雪松 • 依蘭依蘭 • 廣藿香 • 黑胡椒 • 德國洋甘菊 • 薑

單萜醇精油分子	相同主要功效	主要代表精油
• 松油烯 -4- 醇 Terpinen-4-ol • α- 松油醇 Terpineol (α) • 芳樟醇 Linalool • 香葉醇 Geraniol • 香茅醇 Citronellol • 薄荷醇 Mentho • 冰片 Borneol • 橙花醇 Nerol	止痛、抗細菌、抗凝血、抗氧化、抗炎、止癢、止痙攣、抗腫瘤、鎮咳、促進膽汁分泌、抑制乙醯膽鹼酶、保護神經、預防骨質流失、鎮靜、刺激中樞神經系統、沁涼、調節多巴胺、降血壓、促進皮膚滲透和吸收	• 薄荷 • 薰衣草 • 茶樹 • 天竺葵 • 羅勒 • 玫瑰 • 橙花 • 甜鬱蘭

倍半萜醇精油分子	相同主要功效	主要代表精油
• α- 紅沒藥醇 Bisabolol (α) • 胡蘿蔔醇 Carotol • 雪松醇 Cedro • 金合歡醇 Farnesol • 廣藿香醇 Patchoulol • 檀香醇 Santalol • 橙花叔醇 Nerolidol	抗炎、抗眞菌、抗菌、抗氧化、抗寄生物、止癢、止痙攣、抗腫瘤、抗潰瘍、傷口復原、促進皮膚滲透和吸收、抗肥胖、幫助消化、護肝、保護神經、抗動脈粥樣硬化、使心情愉悅、抑制精神、鎮靜	• 雪松 • 廣藿香 • 檀木

酯類精油分子	相同主要功效	主要代表精油
• 乙酸苄酯 *Benzyl acetate* • 苯甲酸苄酯 *Benzyl benzoate* • 乙酸龍腦酯 *Bornyl acetate* • 乙酸香葉酯 *Geranyl acetate* • 乙酸沉香酯 *Linalyl acetate* • 桂皮酸甲酯 *Methyl cinnamate*	止痛、抗細菌、抗炎、抗傷害性疼痛、止痙攣、抗氧化、抗腫瘤、抗潰瘍、增強免疫、鎮靜、血管舒張、促進膽汁分泌、降血壓、滅塵蟎、滅頭蝨、治療疥瘡	• 蠟菊 • 羅馬洋甘菊 • 西伯利亞冷杉 • 豆蔻 • 真正薰衣草 • 快樂鼠尾草
醛類精油分子	**相同主要功效**	**主要代表精油**
• 桂皮醛 *Cinnamaldehyde* • 檸檬醛 *Citral* • 香葉醛 *geranial* • 橙花醛 *neral* • 香茅醛 *Citronellal*	抗空氣傳播微生物、止痛、改善觸摸痛及發癢、抗細菌、抗真菌（念珠菌）、抗炎、消水腫、止痙攣、抗腫瘤、抗病毒、鎮靜、保護神經、調節免疫	• 檸檬草 • 香蜂草

酚類精油分子	相同主要功效	主要代表精油
• 香芹酚 *Carvacrol* • 丁香酚 *Eugenol* • 百里酚 *Thymol*	抗空氣傳播微生物、止痛、抗焦慮、抗細菌、抗真菌（念珠菌）、抗炎、抗傷害性疼痛、抗氧化、止痙攣、抗腫瘤、提升認知、保護神經、幫助血管擴張、降血壓、抑制乙醯膽鹼酶、護肝、保護神經	· 丁香 · 百里酚百里香

酮類精油分子	相同主要功效	主要代表精油
• 樟腦 *Camphor* • 香芹酮 *Carvone* • 葑酮 *Fenchone* • 薄荷酮 *Menthone* • 薑黃酮 *Turmerones* • 馬鞭草酮 *Verbenone*	鎮咳、化痰、預防骨質流失、活化白血球、抗凝血、止痛（局部麻醉）、抗焦慮、抗細菌、抗真菌、抗炎、抗傷害性疼痛、止痙攣、抗腫瘤、抑制和刺激中樞神經系統、抑制彈性蛋白酶、增強免疫、護肝、鎮靜	• 迷迭香 • 岩蘭草 • 穗花薰衣草

氧化物類精油分子	相同主要功效	主要代表精油
• 1,8- 桉油醇 Cineole (1,8) • α- 紅沒藥醇氧化物 Bisabolol oxides (α) • 沉香醇氧化物 Linalool Oxide • 玫瑰氧化物 Rose Oxide	抗空氣傳播微生物、止痛、抗細菌、抗炎、抗傷害性疼痛、抗氧化、止痙攣、抗病毒、提升認知、調節多巴胺、保胃、降血壓、增加腦血流、抑制乙醯膽鹼酶、化痰、促進皮膚滲透和吸收、抗傷害性疼痛、抗焦慮	• 藍膠尤加利 • 羅文沙葉 • 肉桂葉 • 迷迭香

醛類精油分子	相同主要功效	主要代表精油
• 反式茴香腦 Anethole (E) • 欖香脂醚 Elemicin • 草蒿腦 Estragole • 肉豆蔻醚 Myristicin	局部麻醉、抗細菌、抗炎、抗凝血、止痙攣、抗焦慮、抗血栓、抗潰瘍、抗病毒、抑制乙醯膽鹼酶、鎮靜、血管舒張或收縮（視劑量而定）、保肝	• 洋茴香 • 甜茴香 • 龍艾

Q3. 精油的日常應用

嗅吸精油

精油因為分子微小，人體可以透過呼吸道吸收，從鼻腔黏膜經肺部到達肺泡周圍的毛細血管，經血液循環傳達至全身各器官，並且可透過嗅神經的傳導到大腦內海馬迴、杏仁核等的邊緣系統，影響包括人類的情緒、心率、血壓、呼吸、記憶力、壓力及內分泌平衡等多方面的產生作用。

嗅吸精油會直接作用影響大腦，如長期使用化學添加或來路不明的精油，將會傷害健康，請選擇經過嚴謹國際有機認證的精油，才能安心使用。

常見的精油嗅吸方式有以下四種：

1、薰香蒸氣吸入：對於感冒、流感、鼻竇炎感染、鼻子和胸部充血特別有用，可改善哮喘和支氣管炎等呼吸系統問題。

2、薰香噴霧：薰香精油噴霧可以作為室內空氣淨化，亦可用於穩定、安撫情緒。

3、直接吸入：為芳香療法中最簡單的方法之一，將精油滴在紙巾、棉球上嗅吸，或是將瓶裝精油靠近鼻子，深吸一、二次或輕輕嗅聞。也可以滴數滴精油在手掌心上嗅吸。

4、薰香擴散：透過不同類型的精油擴香器進行擴散，可以淨化空間、放鬆心情、調節壓力與焦慮，改善失眠、減緩疲勞感、提振精神等。

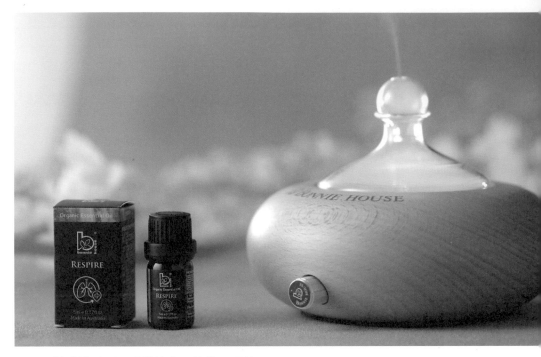

▲透過精油擴香器，讓精油分子擴散至環境。

不過使用時需要特別注意，若空間有嬰幼兒、孕婦、過敏或對化學敏
感的人、寵物、年長者等，應謹慎使用。

經由皮膚吸收

透過精油按摩、沐浴、泡澡等，讓皮膚吸收。精油分子極小，有很強
的滲透力，可以透過皮膚迅速的吸收並深入至組織內，到達全身血液、
淋巴等循環系統。因為是自然物質，精油在體內作用之後，能被身體
完全排出。不過要注意的是，精油屬於高濃度分子，為了避免造成皮
膚刺激，必須加入基底油稀釋使用。

Q4. 如何挑選品質好的精油？

以往大家對於精油的認知，大多都停留在情感用詞和感受，像是可以舒眠、幫助放鬆等。

但其實精油是具有科學數據認定其特性，而且目前國際上也有將精油特性進行專業的標準認定，由國際標準化組織（ISO-International Organization for Standardization）分別依各精油的共通屬性制定統一的判定標準，這些屬性分別為：外觀（Appearance）、色澤（Colour）、氣味（Odour）等等。

更進一步的話，還會分析成分裡的精油比重（Relative density）、折射率（Refractive index）、旋光度（Optical rotation）和氣相層析質譜（GC/MS），也是俗稱的精油 DNA 檢測，作為精油品質的指標性數據。

以茶樹精油為例，我們在判斷其品質標準時，會參考農場／供應商成分分析（CoA）中主要測試三個項目以及其測試值：

精 油 名 稱	茶樹精油			
英 文 名 稱	Tea Tree Essential Oil		學　　　名	*Melaleuca alternifolia*
產　　　地	國家			
批　　　號	1/2020 01		製造日期	2020/10/1
物 理 性 質	比　　重	ISO：279	min.：0.885、max：0.906、實測值：0.895	
	折射率	ISO：280	min.：1.475、max：1.482 、實測值：1.473	
	旋光度	ISO：592	Between：+5°～+15°、實測值：8.6	

看到這裡，你也許會滿頭疑問，折射度、旋光度等這些專業術語是什麼呢？精油的物理性質就好比每個人的身高、體重、三圍，每一個人都不太一樣，透過這些基本的物理量測，可以讓我們初步比對並判定眼前的精油是不是 100% 純精油，當然這樣的測量是需要透過國際規格的儀器設備，以及專業的科學芳療鑑定團隊才能進行。

除了上述的物理性質檢測外，100% 純精油更重要的是需要使用高階精密儀器──氣相層析質譜（GC/MS）進行成分比對分析（俗稱精油的 DNA 檢測），以業界最高標準要求並檢視，才能完整譜寫出精油的真實身分，以及精油有效分子共振出的療效是否能讓人安心、安全使用，這才是科學芳療的精神。

市面上充斥著各式各樣的精油商品，有不同的品牌、包裝、氣味及價格，品質優良的精油能夠發揮很好的效果，而長期使用品質不好的精油，不但會危害健康，更會造成不可逆的身體傷害。

國際精油的分級

國際上，會將精油分為以下四類：

1、Grade A 理療等級（Therapeutic grade）：完全安全，可以內服，純淨、未被改造或同時具有農場品、食品有機和輔助療法國際官方／政府單位認證的精油。

2、Grade B 自然／食物等級（Natural /Food grade）：天然及化妝品有機認證的精油，但仍可能有化學物質。

3、Grade C 香精等級（Perfume grade）：由天然精油改造衍生

的油，含有化學物質及溶劑。

4、Grade D 花水層級精油副產品 - 低品質（Floral waters-low quality）：以類天然物質合成的精油，多用於頭髮皮膚護理產品。

其他常見分類：

種類	特色
有機與芳療精油	· 具有國際有機認證如：澳洲 ACO、美國 USDA、歐盟 EU 等。 · 原產地與製造過程皆完全符合規範。 · 檢測出多種有效分子。 · 可作爲芳療使用。
醫療用品級精油	· TGA/FDA 藥品規範。 · 可作爲醫療輔助使用。
化妝品精油	· TFDA/COSMOS/ECOCERT 國際認證。 · 做爲香氛用途，功效普通。 · 價格相對便宜。
一般清潔用品精油	· 用於居家清潔用品成分。 · 價格最便宜。

有機精油的認證

有機精油依循大自然法則，在不破壞生態平衡下，實行資源永續。第三方有機認證單位嚴格規範種植的土壤、水質、環境，以及採收、萃取、包裝、出貨等流程與管理方式。

世界上有多種有機認證，其中享譽國際的有機認證規範包含澳洲有機認證（ACO）、美國農業部有機認證（USDA Organic）、國際生態認證（ECOCERT）、法國化妝品有機與天然認證（Cosmebio）、德國天然化妝品認證（BDIH）、義大利環境友善化妝品認證（ICEA）、英國土壤協會有機與天然認證（Soil Association）等。

或許大家可能有聽過也看過這些認證，卻不大了解這些有機認證的項目是有區別的，認證內容也不一樣。本書我們介紹和歸納重點在芳療精油、化妝品（含化妝品精油）識別，以下介紹幾個大家耳熟能詳的精油有機認證，及其規定之重點，提供大家於購買精油產品時的參考依據。

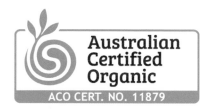

1、澳洲有機認證
Australian Certified Organic, ACO

成立於一九八七年，爲澳洲最大的有機、生物動力自然耕作認證機構，在澳洲已有三十多年的歷史，是澳洲最大的獨立、非營利有機認證機構，也是澳洲生物農場經營者協會（簡稱 BFA）的主要認證機構，提供所有與有機相關的各行業認證服務。

該組織認證的範圍有：農產品、肉品、農產加工品、芳療精油、化

妝品（含化妝品精油）等等，若產品取得 ACO 認證之商品，卽表示其生產符合澳洲國家生產標準（National Standard for Organic and Biodynamic Product）且可追溯所有產品之來源，ACO 不僅是澳洲有機市場的指標，在國際亦居於公認的領導地位，其服務區域包含亞洲、歐洲、美國。

芳療精油只認證全成分中的有機成分含量高於 95% 以上，且該品牌商有實際從事芳療的相關實證研究。每年均須認證實體查核，核准後方能標示有 *logo* 和專屬的有機標號，且於 ACO 官方網站可以查詢：*http://aco.net.au/Pages/Search/SearchOperators.aspx*。

查詢方法：填入認證編號或品牌名稱即可查詢。輸入精油的品牌名稱後，經審查核准的有機精油都公開於網站，可供查詢（如下圖）。

Type	Product Name	Services	Content
Essential Oil	Coconut Oil Refined	ACOS	100% Organic
Essential Oil	Lime Cold Pressed Oil	ACOS	Certified Organic
Essential Oil	Rosewood Oil	ACOS, NOP	Certified Organic
Essential Oil	Protective Shield Oil Blend	ACOS	Certified Organic
Essential Oil	Niaouli Oil	ACOS, NOP	Certified Organic
Essential Oil	Myrrh Oil	ACOS	Certified Organic
Essential Oil	Pacifying Massage Essence	ACOS	Certified Organic
Essential Oil	Purifying Blend	ACOS	Certified Organic
Essential Oil	Jojoba Virgin Oil	ACOS	100% Organic
Essential Oil	Spruce Black Oil	ACOS	Certified Organic

※ ACO 審核通過後將授予專屬編號，此以 Bonnie House 專屬編號爲範例。其產品標示有機時，必需要於 ACO Logo 下方標示出專屬編號。

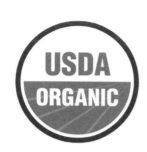

2、美國農業部 USDA 有機認證
United States Department of Agriculture

於二〇〇二正式執行 NOP（National Organic Program）有機管理計畫，為美國農業部官方有機食品標準，其認證規範包含下列四個種類：

① **農產品**：植物、牲畜飼料、纖維等作為營養補充物之農作。

② **家畜**：作為食品或飼料之動物。

③ **加工品**：需經處理、包裝之商品（如已切塊的紅蘿蔔）、需重新組合、加工、包裝之商品（如湯包）。

④ **野生作物**：未經人工耕作而生長的植物。

USDA 有機認證分為四個等級，其中有機化妝品也適用：

① **100% 有機**：產品的全成分必需含 100% 有機成分包裝，包裝即可貼上綠白色為主的 USDA 有機標章，另可在外包裝加註「100% organic」有機聲明，核可認證後有專屬有機認證編號，且 logo 下方需清楚標示由哪一間機構認可。一般用於直接性之農產作物，如蘋果、柳橙等農作物。

② **有機**：產品的全成分必需含有至少 95% 有機成分，其餘 5% 以內成分為原動植物之原生天然產物，包裝可貼上綠白色為主之 USDA 有機標章，惟外包裝僅可標示「Organic」，核可認證後有專屬有機認證編號，且 logo 下方需清楚標示哪一間機構認可。一般如牛奶、精油等等。

③ **有機成分製成**：產品全成分含有至少 70% 的有機成分即可提出申請，並於商品上說明至多三種其含有有機成分或通過星號或其他標記，不得標示 USDA 有機標章。

④**全成分少於 70% 有機成分**：產品含有機栽種成分，不能使用「有機」字樣，但可特別明列出 USDA 認可之有機成分於產品背面，不得標示 USDA 有機標章。

審查核准後，有機精油商品名稱和公司品牌都可以清楚且公開的在美國農業部網站查詢：*https://organic.ams.usda.gov/integrity/*。

若有相關違規之投訴，美國國家有機認證（機構）計劃（NOP）將會進行確認並調查（包含全面性調查）。調查後確認如果有違法或造假者，業者將面臨經濟處罰：21,689 美元或者暫停甚至撤銷其證書（https://www.ecfr.gov/current/title-7/subtitle-A/part-3#3.91）。

3、有機與天然化妝品標準

COSMOS-standard AISBL

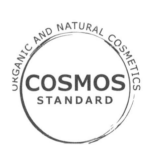

由歐洲五大認證機構，包含：BIIID（德國）、Cosmebio（法國）、ICEA（義大利）、Ecocert（法國）以及 Soil Association（英國）等共同制定，標準會根據有機和天然化妝品行業的新發展，並在與利益相關者進行充分和公開的磋商後，定期進行審查和修訂。

其標準遵循著四個核心原則：

①促進使用有機農業產品，尊重生物多樣性。

②負責任的使用自然資源，尊重環境。

③使用清潔且尊重人類健康和環境的加工與製造。

④融合發展綠色化學理念。

認證標準分爲兩類：

COSMOS ORGANIC

第一類
含有有機成分，organic content

COSMOS ORGANIC 標誌適用於在所有方面都符合 COSMOS 標準，並包含 COSMOS 標準規定的所需有機成分百分比的產品。	· 全成分中需含有 20% 以上有機成分。如含有物理加工植物來源原料 · （PPAI），其成分需爲95% 以上有機。 · 商品上必須標示含有多少有機成分（＿＿＿% organic of total）。 · 合成原料需低於 2%

COSMOS NATURAL

第二類
沒有有機成分，wothout organic content

COSMOS NATURAL 標誌適用於在所有方面都符合 COSMOS 標準，但不符合 COSMOS 標準規定的最低有機百分比要求的產品。	· 使用原料必須爲 COSMOS 許可之有機、天然原料，產品也需符合 COSMOS 標準。 · 商品上必須標示含有多少天然成分（＿＿＿% natural origin of total）。 · 合成原料需低於 2%

不過很可惜的，無法在網站上查詢到單位核准有機商品和品牌公司。到底哪些商品或品牌有符合有機規範，消費者無法了解。

COSMOS 官網：*https://www.cosmos-standard.org/en/*

4、法國有機認證機構 ECOCERT

一九九一年成立於法國的 ECOCERT，在法國和一百三十多個國家／地區擁有近 三十年的有機產品審核和認證經驗，分為有機化妝品和天然化妝品兩種。

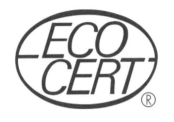

禁止使用基因改造原料及非自然的動物衍生成分，並禁止動物測試，產品包裝需清楚標示成分及有機的比例，杜絕誇大不實的廣告行銷。此外，包裝必須使用可回收或能自行分解之環保物料，減輕環境負擔。

該認證分為兩大類：

| 第一類（有機化妝品） | 符合條件（計算方式為 w/w, 重量百分比） |

產品中植物成分需為 95% 以上有機，且產品配方 20% 以上成分為有機（沖洗類產品，如浴沐乳則為 10% 以上即為有機）。

| 第二類（天然化妝品） | 符合條件（計算方式為 w/w, 重量百分比） |

全成分天然，可含少量受批准使用的限制成分（含防腐劑），一般來說，99% 以上成分天然就屬 COSMOS NATURAL。

官方網站：*https://www.ecocert.com/en/certification-detail/natural-and-organic-cosmetics-cosmos*（不過很可惜的是，民眾無法至 ECOCERT 官方網站一一查詢到被認證品牌的商品。）

如何辨別有機精油是否眞的有機？

看到這邊是否感到有些混亂了呢？琳瑯滿目的有機認證，要如何在這之中挑選出能讓人安心的精油商品呢？前面內容帶大家揭開市場有機認證的神祕面紗，希望能讓大家用更嚴謹的態度來看待有機認證標章。

當我們想挑選有機認證的精油商品時，首先需要對各國的有機認證有著一定的了解，各國的標準不同，當然也影響到有機認證中的「有機成分比例」的不同。以享譽國際的美國農業部 USDA 以及澳洲 ACO 爲最高有機成分認證標準，美國農業部 USDA 有機認證需達到 100% 有機成分，澳洲 ACO 則需達到 95% 以上的有機成分。

了解到有機認證就充足了嗎？市售上會不會有著僅僅只是把 logo 印製在產品包裝上的精油商品呢？想了解這個答案之前，則需要大家先跟著國際上標準的有機認證流程走一遭，在一瓶有機精油的產出之前，其植物的種植產地需要符合有機栽種標準，包含其周邊的空氣、水質、土壤、施肥等每一個細節都需要經過國家嚴格的把關，再由有機認證審核團隊每年逐一檢驗，包含包裝出貨，最後透過合乎法規，以及符合官方有機認證的合作商家進出口販售至全球，過程中無法拆封，需完整地於原產地直送商品給消費者。

這邊大家有發現了什麼嗎？沒錯，一瓶小小的有機精油在有機認證之前是多麼地嚴謹，國際有機認證必需逐一審核才能核准販售，因此看到精油產品的有機認證時，我們需要先停下來，連結官方的有機認證網頁，輸入瓶身上專屬的有機編號，仔細端倪，網頁上顯示的合作商家名稱是否與瓶身上的商家名稱一致，才是符合「產品本身內容物」眞正的有機認證，避免產品本身的內容物被濫竽充數，如果手上的有機精油沒有專屬的有機編號，亦或是官方網頁上搜尋不到、對應不到，就需要好好思考這樣子的商品是我們期望的健康嗎？如此嚴謹的有機認證流程，爲的就是保障消費者使用精油的安全性，用更嚴肅的態度來看待手上的每一瓶有機精油，保障自身的權益。

醫療用品級精油（TGA/FDA）

1、澳洲藥品管理局

澳洲已將精油列爲「醫療」等級，並由澳洲的衛生部醫療用品管理局（Therapeutic Goods Administration，TGA）監管，只要有通過 TGA 核准之「醫療級商品包括精油」均可於該網站查詢，目前該局已將單方精油定義爲藥品，例如：薑精油、檀木精油、薄荷精油、薰衣草精油、乳香精油等等。

舉例來說，尤加利精油（Eucalyptus globulus leaf Oil）於 ARTG[1] 登記分類爲藥品（Medicine），用途爲嗅吸（Inhalation）以及局部塗抹（topical），明確的將精油定義爲藥品，並指出該項精油於西方草藥醫學（Western herbal medicine）中的相關用途。

2、美國食品藥物管理局

美國食品藥物管理局（Food & Drug Administration，F.D.A.）法案（Code of Federal Regulations Title 21，21CFR182.20）亦針對精油制定相關規範，並且於官方頁面對於芳香療法（Aromatherapy）進行相關說明，並明確認定「精油」是人類可食用之食品，但不能以化學萃取提煉，須以傳統蒸餾模式，符合美國農業部 USDA（United States Department of Agriculture）相關之規範。

美國消費品安全委員會（U.S. Consumer Product Safety Commission，CPSC）對於流通販售於該國市場的精油及其衍生產品進行嚴格把關，除了美國是一個高度講求人權的國家，和重視兒童安全議題，在美國

市面販售精油（及其衍生產品），成分如含有危害到兒童的物質，甚至是產品包裝不符合相關法規（Poison Prevention Packaging Act，PPPA）之規範時，CPSC 會請廠商進行違規之產品召回、並將相關違規事實公開揭露，廠商得面臨後續主管機關究責相關事宜[2]。

3、歐洲理事會

歐洲理事會（Council of Europe）之化妝品和消費者健康委員會（Consumer Health Protection Committee，CD-P-COS）於二〇一六年亦依據化妝品法案（EC）No.1223/2009 有相關制定。

包括化妝品產品中精油指南（Guidance on essential oil in cosmetic products），其規範精油品質（從植物原物料、名稱、物種、化學成分等）、精油分析（包含：萃取方法、物理化學特性、分析鑑定、保存方法等）、風險評估（包含：物質安全資料、毒理關切閾值、風險評估最終定稿）等等具科學化依據之作法，要求應用於化妝品中的精油應先進行風險評估，並將其決議定案。

---

1 澳洲藥品管理局公開查詢核准上市的網站（ARTG）https://www.tga.gov.au/resources/artg?keywords=Eucalytus&submit=Search

2 https://www.cpsc.gov/Recalls/2020/Edens-Garden-Recalls-Wintergreen-and-Birch-Essential-Oils-Due-to-Failure-to-Meet-Child-Resistant-Packaging-Requirements-Risk-of-Poisoning-Recall-Alert

臺灣精油之相關規範

中華民國衛生福利部食品藥物管理署（TFDA），將化妝品業務專區的精油產品管制分成以下兩大類：

1. 具有醫療效能：將精油定義成產品（提出相關生理、毒理試驗，經 TFDA 認定證明其功效者），後續以藥事法管理。

2. 非具有醫療效能：再細分以下三類：

　　Ⓐ用於人體外部口腔黏膜及相關規定者（視為化妝品），以化妝品衛生安全管理法管理。

　　Ⓑ用於環境衛生防治（視為環境用藥），以環境用藥管理法進行管理。

　　Ⓒ用於室內芳香、薰香等（視為一般商品），以商品標示法及公平交易法進行管理。

目前國內法規對於精油產業並沒有專法，僅依據上述分類進行相關規範及管理，對於這健康產業界的明日之星來說實屬可惜。若再以前面所述位於南半球之澳大利亞為例，依據該國之國家級科技研究院：聯邦科學與工業研究組織（Commonwealth Scientific And Industrial Research Organisation，CSIRO）統計，僅僅是該國境內之尤加利樹就有九百二十四種本地物種，植物學家們光是要進行植物學特徵的正確識別就是一項複雜又費時的工程。澳洲在製成尤加利精油的原料來源有這麼多的情況下，官方如何管理及制定其「標準」則是一門學問了。

相較於國際上對於精油產品之規範皆已趨於成熟狀態下，我國國內法

規對於精油的相關規範卻是寥寥無幾。目前除上述 TFDA 於化妝品業務制定對於精油分類外，尚無對其相關細節有太多著墨。

雖 TFDA 於醫療器材領域制定醫療器材管理法（2021 年 04 月 29 日發布），但其內容大抵對於器材及其衍伸之部分（如廣告）進行相關規定，內容亦無對精油及相關產品之定義，另查詢經濟部於民國九十三年制定及公告的「薰香精油產品安全規範」，其內容雖提到精油的適用範圍、安全要求、檢驗法、標示、使用方法及違反規定之處理等基本執行要項，但此法規卻是大約二十年前所制定之精油相關標準，內容並未隨著時代之演進、科技之進步以及人類文明之變遷有所更新及調整。

我們深切期盼國內法規能參考世界其他國家的作法及經驗，讓這個來自大自然的恩典，能更清楚明確的立法及規範，唯有將精油分層分級化後，才能真正與歐美等先進國家和 WHO 近年來推動多元健康照護運用接軌，甚至於推廣於臨床的醫療研究，為國人健康福祉帶來真正的幫助。

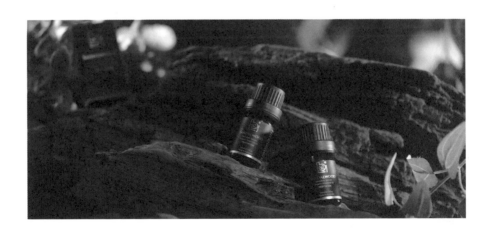

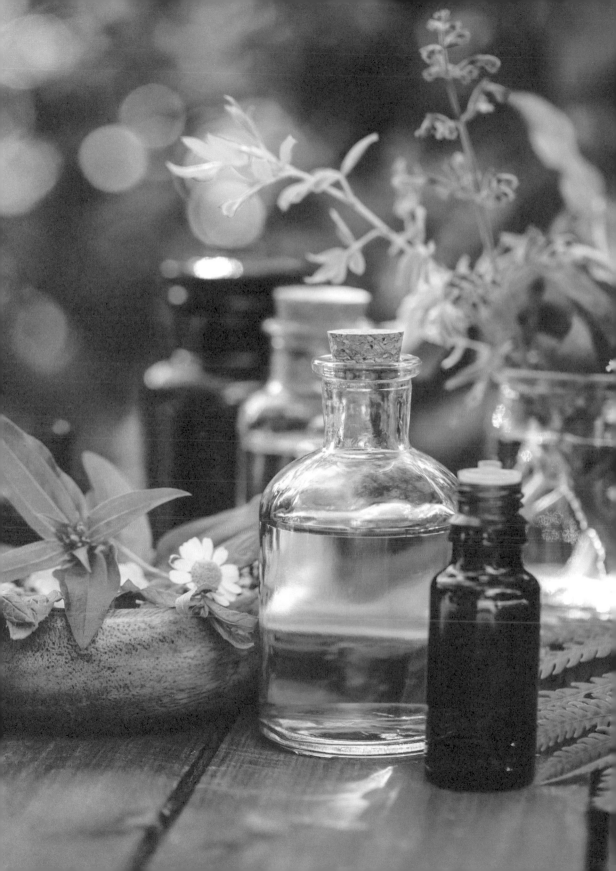

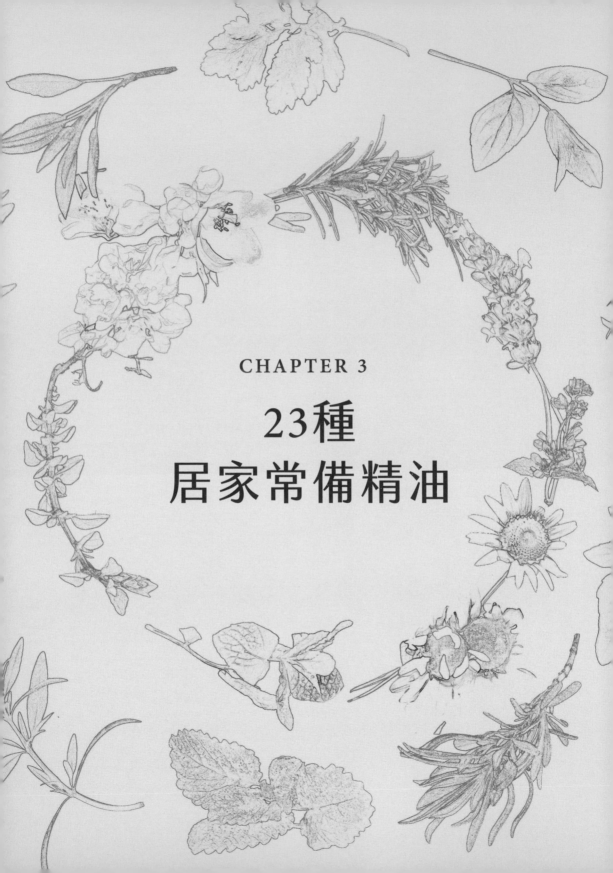

CHAPTER 3

23種
居家常備精油

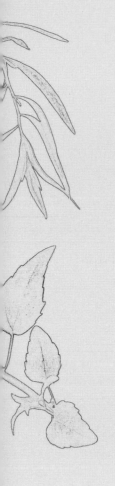

茶樹

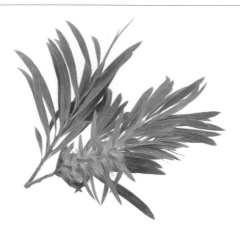

Tea Tree

Melaleuca alternifolia

植 物 科 屬	桃金孃科		
萃 取 方 法	蒸餾法	萃 取 部 位	葉片
主 要 產 地	澳洲、南非、印度		
香 味 特 徵	活力清心、微微刺鼻		

質譜儀檢測

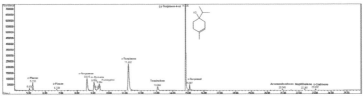

※ 每支精油都有專屬的身分證。透過質譜儀檢測的數據資料，可以清楚了解精油成分含量，這是
　 判斷精油的功效與純度是否達到標準及品質的重要資訊。

※ 檢測單位：植享家實驗研究室

茶樹是澳洲原生的植物品種，當地原住民在很久以前就懂得利用茶樹來治療許多因感染而導致的病症，會將茶樹葉片沖泡成熱飲服用、搗碎外敷，用來治療感冒、皮膚發炎、傷口感染等，也會焚燒茶樹枝葉，達到淨化空氣及驅蟲的效果。

澳洲茶樹具有優越的抗菌效果，但又非常溫和且親膚性佳，在二次世界大戰期間，卽被澳洲皇家軍隊用以作爲預防感染及治療皮膚受傷的急救精油。二十世紀初期因爲抗生素問世，讓茶樹精油的抗菌能力一度被忽略，但近年來因爲抗藥性細菌的出現，使得澳洲茶樹精油再度受到重視。近代醫學有許多研究證實，茶樹精油能有效抑制及殺死病菌，被認爲是對付抗藥性細菌的明日之星。

日常使用指南

	漱　　口	300ml 清水加入 1 滴精油。
	直接使用	在無菌棉花棒滴上 1 滴精油，塗抹在不適處。
	洗　　頭	擠出當次用量的洗髮精，加入 1 ～ 2 滴精油，加點水搓揉後，輕輕按摩頭皮髮絲，再用溫水洗淨。
	擴香嗅吸	將 8 ～ 15 滴以上精油滴入賞香儀，讓空間充滿精油分子。
	洗衣清潔	適中水量加入 1 ～ 2 滴精油，高水量則加入 3 ～ 4 滴精油，加倍潔淨衣物。
	環境清潔	1 公升的清水加入 10 滴精油，拖地或擦拭家具。

※ 茶樹雖然親膚性佳，但對於敏感性肌膚及使用於黏膜時仍須注意可能會產生過敏的情形。

精油分子 & 身心改善效果

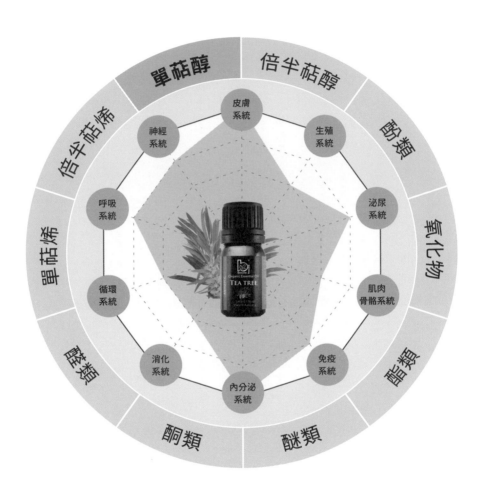

精油分子	萜品烯-4-醇（單萜醇）38.19%、γ-萜品烯（單萜烯）22.64%、α-萜品烯（單萜烯）10.75%

生理效果

依據期刊研究，茶樹精油的抗菌活性對於常見的細菌及黴菌都有優越的抑菌效果。澳洲茶樹能對抗的常見細菌如：抗藥性及非抗藥性金黃色葡萄球菌、大腸桿菌、克雷白氏肺炎菌、肺炎鏈球菌、腸球菌、痤瘡桿菌、白喉桿菌；常見黴菌如：皮屑芽孢菌、白色念珠菌、黑麴菌。

心理效果

頭腦清醒、平衡心情。

皮 膚 系 統	可用於各種因細菌及黴菌產生的感染，青春痘（痤瘡）、香港腳（足癬）、頭皮屑、灰指甲等，蚊蟲叮咬、濕疹、異位性皮膚炎。
呼 吸 系 統	鼻塞、流鼻水、咳嗽、上呼吸道發炎。
生殖泌尿系統	外陰部感染、泌尿道感染。
免 疫 系 統	激勵免疫球蛋白，強化免疫功能，提升抵抗力，對於預防感冒及感冒時對抗病毒、細菌有良好的功效。

多苞葉尤加利

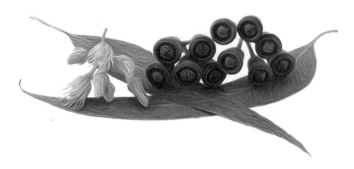

Eucalyptus

Eucalyptus polybractea

植物科屬	桃金孃科		
萃取方法	蒸餾法	萃取部位	葉片
主要產地	澳洲		
香味特徵	清冽淨爽、直入腦門		

質譜儀檢測

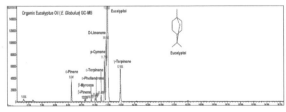

※ 每支精油都有專屬的身分證。透過質譜儀檢測的數據資料，可以清楚了解精油成分含量，這是
判斷精油的功效與純度是否達到標準及品質的重要資訊。

※ 檢測單位：植享家實驗研究室

一八七二年澳洲原民開始加入澳洲礦工行業，有些白人礦工發現原民只要一進入礦區，整個空間就會變得清新舒坦，原來是原民身上都穿著帶有尤加利葉的裙子，只要覺得胸悶就會摘下裙上的尤加利葉咀嚼，以降低頭痛氣喘現象，後來礦區附近的住家幾乎都會種植尤加利樹，婦人會在家裡自製尤加利草藥球，讓礦工帶進深坑，在深坑中尤加利草藥球十足珍貴，被視爲綠鑽石。

澳洲藍山國家公園在二〇〇〇年被聯合國教科文組織列爲世界自然遺產，裡面生長著超過九十種以上的尤加利樹品種，是世界上尤加利樹最爲密集的地區，空氣中瀰漫著尤加利樹樹油，當陽光照射時會呈現一層迷濛的藍色，因此這座國家公園又被稱爲「藍山國家公園」。走在藍山公園裡，感受到的不只是清新無污染的好空氣，還會發現呼吸的每一口空氣都能貫穿整個呼吸道，讓氧氣充滿肺部。

日常使用指南

	直接嗅吸	將 1 滴精油滴在手掌心，雙手搓熱後靠近鼻子深呼吸。
	擴香嗅吸	將 8～15 滴以上精油滴入賞香儀，讓空間充滿精油分子。
	按　　摩	將 50 元硬幣大小的乳液或有機基底油中，加入 2 滴精油。
	漱　　口	300ml 清水加入 1 滴精油。
	熱　　敷	1 公升溫熱水中滴入 5 滴精油，將毛巾浸在水中，擰乾後熱敷於肌膚上。
	精油飾品	將精油滴入精油項鍊或手鍊配戴。

※ 高血壓及癲癇患者請避免使用。過量使用仍可能刺激皮膚，建議稀釋後再使用於皮膚。

精油分子 & 身心改善效果

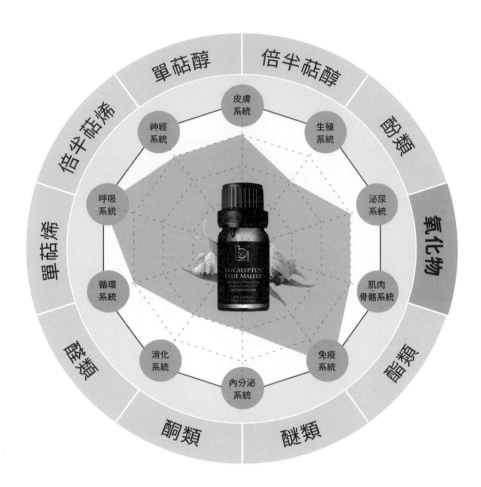

精 油 分 子	1,8 桉油醇（氧化物）81.82%、對繖花烴（單萜烯）3.85%

生理效果

內含超過 80% 以上的 1.8- 桉油醇，實驗證實具有止咳、祛痰、抗發炎及擴張支氣管的效果，也能改善氣喘、慢性阻塞性支氣管炎的症狀。尤加利精油針對引起呼吸道感染的病菌有極佳的抗菌效果，也被實驗證實能幫助止痛。其氣味除了可以除臭之外，也有很好的防蚊蟲功效。

心理效果

頭腦清醒、提振精神、注意力集中。

皮 膚 系 統	溫和收斂肌膚、青春痘（痤瘡）、油性肌膚、幫助皮膚表面降溫，使身體有清涼感。
呼 吸 系 統	暢通呼吸道、止咳、排除多餘痰液及鼻水、感冒及過敏時可用於抵抗病毒及細菌，降低呼吸道發炎情形、對支氣管炎及肺炎具有很好的助益。
生殖泌尿系統	緩解生殖泌尿道感染問題。
肌 肉 系 統	促進血液循環，放鬆緊繃肌肉、降低疼痛感。
免 疫 系 統	抗感染、抗細菌、抗病毒、抗發炎。活化免疫細胞，提升免疫功能。

薄荷

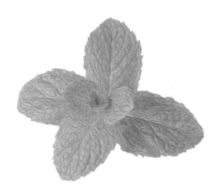

Peppermint

Mentha piperita

植物科屬	唇形科		
萃取方法	蒸餾法	萃取部位	葉片
主要產地	美國、印度、埃及		
香味特徵	沁涼氣息、籠罩身心		

質譜儀檢測

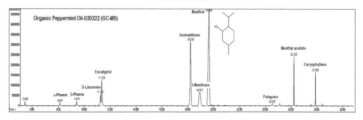

※ 每支精油都有專屬的身分證。透過質譜儀檢測的數據資料，可以清楚了解精油成分含量，這是判斷精油的功效與純度是否達到標準及品質的重要資訊。

※ 檢測單位：植享家實驗研究室

薄荷的學名「Mentha」源自於希臘神話，相傳冥王哈得斯（Hades）愛上了氣息清新、活力洋溢的精靈女神曼莎（Menthe），引起冥后佩瑟芬妮（Persephone）的忌妒，便百般禁錮曼莎，冥王見狀心生不忍，只好把曼莎變成了一株薄荷，希望薄荷的香氣能將曼莎的清新活力永遠凝結。

在古希臘羅馬時代，植物和花朵在社交活動裡扮演著很重要的角色，可以讓場合變得繽紛有生氣，尤其薄荷還帶有清新的香氣，能帶來愉悅的嗅覺享受。

日常使用指南

COLD	冷　　敷	1 公升冷水中滴入 5 滴精油，將毛巾浸泡水中，擰乾後冷敷於肌膚上。
	漱　　口	300ml 清水加入 1 滴精油。
	洗　　頭	擠出當次用量的洗髮精，加入 1 ～ 2 滴精油，加點水搓揉後，輕輕按摩頭皮髮絲，再用溫水洗淨。
	擴香嗅吸	將 8 ～ 15 滴以上精油滴入賞香儀，讓空間充滿精油分子。
	按　　摩	將 50 元硬幣大小的乳液或有機基底油中，加入 2 滴精油。
	稀釋塗抹	將 50 元硬幣大小的乳液或有機基底油中，一般成人加入 2 滴精油，12 歲以下、70 歲以上，加入 1 滴精油。

※ 懷孕、高血壓及癲癇患者請避免使用。

精油分子 & 身心改善效果

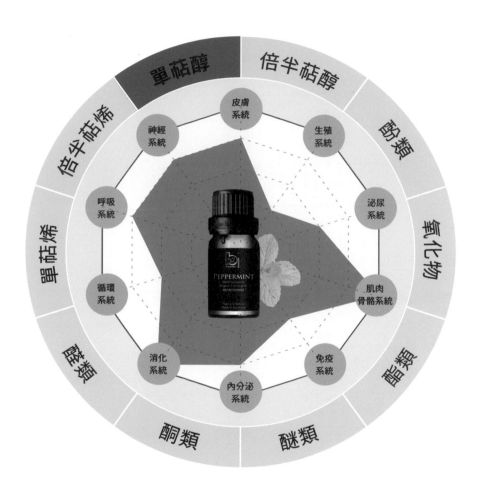

精 油 分 子	薄荷醇（單萜醇）34.32%、左旋薄荷酮（酮類）25.9%

生理效果

《本草圖經》裡說薄荷:「舊不著所出州土,而今處處皆有之。」薄荷的藥效是古今中外所公認的,在芳香療法中,薄荷精油具有清涼和暖和的雙重功效。薄荷精油含薄荷醇(menthol)有止痛、止痙攣、降溫及沁涼效果;薄荷酮(menthone)能止痛、抗發炎、抗細菌及振奮中樞神經系統。

心理效果

頭腦清醒、舒緩緊張心情。

呼吸道系統	減緩鼻塞、舒緩鼻腔充血腫脹、緩解喉嚨痛。
腸胃道系統	腸燥症、噁心嘔吐、消化不良、腸胃脹氣、腸胃痙攣、抑制食慾。
神經系統	緊張性頭痛,偏頭痛,抗痙攣,無精打采。
皮膚系統	曬傷、降低溫度、止痛、止癢。
肌肉系統	排除肌肉乳酸、解熱鎮痛。

迷迭香

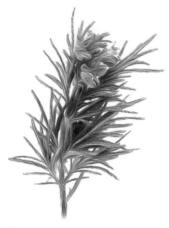

Rosemary

Rosmarinus officinalis

植 物 科 屬	唇形科		
萃 取 方 法	蒸餾法	萃 取 部 位	整株
主 要 產 地	法國、西班牙		
香 味 特 徵	清新草香、神清氣爽		

質譜儀檢測

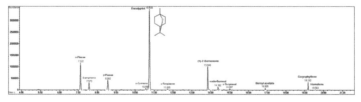

※ 每支精油都有專屬的身分證。透過質譜儀檢測的數據資料，可以清楚了解精油成分含量，這是判斷精油的功效與純度是否達到標準及品質的重要資訊。

※ 檢測單位：植享家實驗研究室

文藝復興時期的英國知名作家莎士比亞，在他極富盛名的劇作「哈姆雷特」中，女主角歐菲莉亞投水自盡前曾說過這麼一段話：「迷迭香，是為了幫助回憶，親愛的，願你牢記在心。」迷迭香的花語也是回憶，對於幫助人們提升記憶力及注意力有極大的助益，據說在古希臘時代的學生趕赴考試時，也會將迷迭香編成花圈戴在頭上。

迷迭香精油被喻為是優秀的腦部專家，能喚醒腦部活力，使思緒清晰，近年來實證嗅吸迷迭香精油能改善認知功能，是保養腦部機能不可或缺的精油。

口常使用指南

按　摩		將 50 元硬幣大小的乳液或有機基底油中，加入 2 滴精油。
熱　敷		1 公升溫熱水中滴入 5 滴精油，將毛巾浸在水中，擰乾後熱敷於肌膚上。
擴香嗅吸		將 8 ～ 15 滴以上精油滴入賞香儀，讓空間充滿精油分子。
洗　頭		擠出當次用量的洗髮精，加入 1 ～ 2 滴精油，加點水搓揉後，輕輕按摩頭皮髮絲，再用溫水洗淨。
口罩扣		將精油滴入口罩扣，配戴於口罩上使用。
身體噴霧		100ml 蒸餾水加入 1 ～ 3 滴精油，噴灑於頭皮、油脂分泌較為旺盛的肌膚上。

※ 懷孕、高血壓及癲癇患者請避免使用。

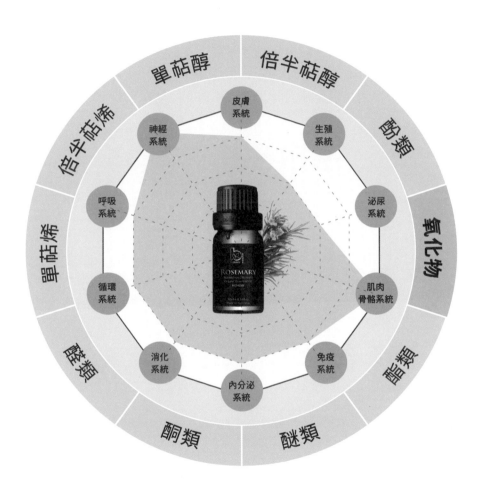

精油分子 & 身心改善效果

精油分子	1,8 桉油醇（氧化物）46.93%、α- 蒎烯（單萜烯）11.52%、樟腦（單萜酮）10.68%

生理效果

迷迭香精油有很好的抗菌力，因此常被當成天然的防腐劑。實驗發現迷迭香萃取物能抑制大腦海馬迴（記憶）和前額葉（認知）的乙醯膽鹼酶活性，減緩神經傳導物——乙醯膽鹼被分解，進而增進長期記憶及認知功能，因此被認爲對失智症有預防及治療的效果。嗅吸迷迭香的氣味也被證實能提升專注力及記憶力，並使人心情感到更正向。

心理效果

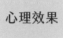

集中注意力、提升記憶力。

神 經 系 統	改善神經衰弱、頭暈、刺激腦部活化、思考清晰、增加記憶力。
皮 膚 系 統	改善頭皮屑、平衡頭皮及臉部油脂分泌、防止掉髮、刺激頭髮生長、強韌髮根、青春痘（痤瘡）。
呼 吸 道 系 統	暢通呼吸道、緩和流鼻水及鼻塞情形、舒緩呼吸道因感染引起的發炎。
肌 肉 系 統	緩和肌肉痠痛及疲勞、肌肉及關節疼痛。
循 環 系 統	促進血液循環、改善手腳冰冷、消除水腫及靜脈曲張。

橙花

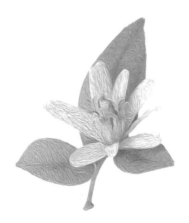

Neroli

Citrus aurantium

植物科屬	芸香科		
萃取方法	蒸餾法	萃取部位	花朵
主要產地	義大利、摩洛哥		
香味特徵	淡雅脫俗、高貴迷人		

質譜儀檢測

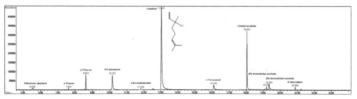

※ 每支精油都有專屬的身分證。透過質譜儀檢測的數據資料，可以清楚了解精油成分含量，這是
判斷精油的功效與純度是否達到標準及品質的重要資訊。

※ 檢測單位：植享家實驗研究室

橙花是苦橙樹開出的芬芳花朵，果樹能長到十公尺高，白色的花朵厚實多肉，能結出小型的深色果實。苦橙樹原生於東南亞地區，一顆苦橙樹能萃取多種不同的精油，像這樣的植物並不多見。苦橙樹能萃取橙花精油，葉片能萃取苦橙葉精油，苦橙果皮能萃取苦橙精油。

苦橙樹最早在 10 ～ 11 世紀，有阿拉伯人栽培與地中海地區人們發現新大陸後，苦橙樹葉傳入西印度群島，接著進入北美洲及南美。橙花的名字是來自義大利奈洛莉公主，橙花是公主的隨身香氣，這位公主讓義大利人民知道橙花的高貴香氣。也用於新娘的頭飾與花束，象徵純淨迷人的芬芳。

日常使用指南

擴香嗅吸	將 8 ～ 15 滴以上精油滴入賞香儀，讓空間充滿精油分子。
稀釋塗抹	將 50 元硬幣大小的乳液或有機基底油中，一般成人加入 2 滴精油，12 歲以下、70 歲以上，加入 1 滴精油。
面　　膜	50ml 純水加入 1 滴精油，攪拌均勻後濕潤面膜紙，再敷於臉上。
按　　摩	將 50 元硬幣大小的乳液或有機基底油中，加入 2 滴精油。
熱　　敷	1 公升溫熱水中滴入 5 滴精油，將手巾浸存水中，擰乾後熱敷於肌膚上。
全 身 浴	40 公升溫熱水加入 5 ～ 10 滴精油。

※ 建議孕婦於孕期六個月後，懷孕狀態較為穩定時再使用花類精油。

精油分子 & 身心改善效果

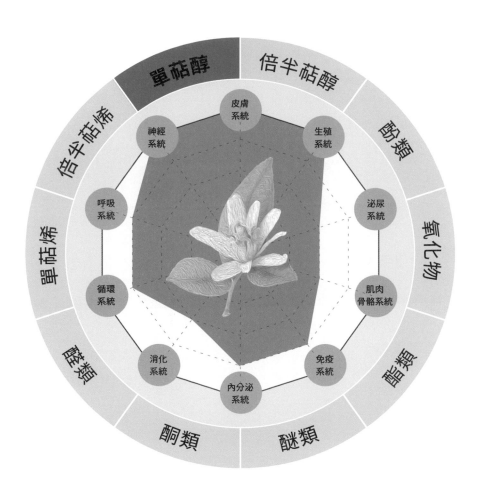

精 油 分 子	乙酸芳樟酯（酯類）10-18%、芳樟醇（單萜醇）35-45%、橙花醇（單萜醇）1-2%

生理效果

橙花精油在芳香療法的應用中，被認爲是安撫神經系統最強的精油之一！對於神經系憂鬱、焦慮及失眠非常有幫助。在皮膚美白、淡斑、抗皺效果卓越，是保養品中的明星成分。

心理效果

灌注喜悅，重拾內心美麗能量。

神 經 系 統	安撫自律神經、紓解壓力、對抗沮喪、壓力引起的頭痛、降低恐懼不安。
免 疫 系 統	激勵免疫系統。
生殖/泌尿系統	改善待產不安情緒。
循 環 系 統	改善靜脈曲張、痔瘡。
皮 膚 系 統	妊娠紋、幫助收斂油性皮膚、皮膚搔癢、護膚。

廣藿香

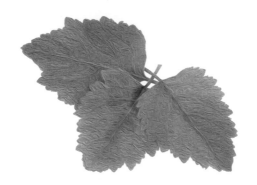

Patchouli

Pogostemon cablin

植物科屬	唇形科		
萃取方法	蒸餾法	萃取部位	全株
主要產地	斯里蘭卡、印度、印尼		
香味特徵	溫暖渾厚的沉穩泥土香，後味則釋放出甜味		

質譜儀檢測

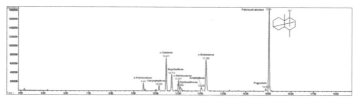

※ 每支精油都有專屬的身分證。透過質譜儀檢測的數據資料，可以清楚了解精油成分含量，這是判斷精油的功效與純度是否達到標準及品質的重要資訊。

※ 檢測單位：植享家實驗研究室

廣藿香具有催情效果，被喻為「情聖」。原生於東南亞及印度，喜好溫暖的熱帶氣候。

許多人誤以為廣藿香是臺灣常見的左手香，事實上兩者分屬不同的植物科屬，左手香的葉片較厚實，表面佈滿許多細毛，心形葉片邊緣呈規則鋸齒狀，靠近聞就會聞到其香氣；廣藿香的葉片則較薄，形狀近似卵形，搓揉葉子才會散發出強烈香氣。早期在亞洲習慣將廣藿香葉放置在布料及衣服中，以防止蟲蛀，當這些布料衣物進入到歐洲後，濃厚氣味也深受歐洲人喜愛，並將此香氣視為東方代表氣味。

廣藿香的香氣不僅獨特，精油的氣味渾厚而持久，因此在香水工業裡被當作是主要的成分及定香劑。

日常使用指南

稀釋塗抹	將 50 元硬幣大小的乳液或有機基底油中，一般成人加入 2 滴精油，12 歲以下、70 歲以上，加入 1 滴精油。
面　　膜	50ml 純水加入 1 滴精油，攪拌均勻後濕潤面膜紙，再敷於臉上。
蒸　　臉	一盆 1 公升的溫熱水，加入 1 滴精油。
擴香嗅吸	將 8 ～ 15 滴以上精油滴入賞香儀，讓空間充滿精油分子。
精油飾品	將精油滴入精油項鍊或手鍊配戴。
全 身 浴	40 公升溫熱水加入 5 ～ 10 滴精油。

精油分子 & 身心改善效果

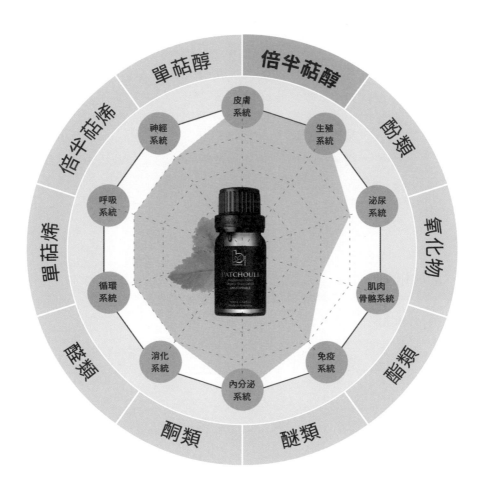

精 油 分 子	廣藿香醇（倍半萜醇）31.82%、α- 愈創木烯（倍半萜烯）13.85%

生理效果

廣藿香精油中最主要的成分為廣藿香醇，具有促進細胞再生的特性，且極其溫和，可以長期使用於滋潤及呵護肌膚。在二〇一三年發表的一篇研究中表示，廣藿香有廣效的抗微生物效果，可能因其含有的多元分子，能針對微生物不同的特性予以破壞，達成殺菌抑菌的作用。廣藿香精油沉穩的氣味在低劑量時也能抑制交感神經興奮，幫助緩和焦慮、安定心情；在高劑量時則是能激勵精神、提升專注力。

心理效果

舒緩平衡壓力、解除不安定感、穩定心情、安神、催情。

皮 膚 系 統	促進皮膚細胞及毛髮再生、平衡頭皮及臉部油脂分泌、減少粉刺、濕疹、香港腳、促傷口癒合、改善龜裂。
消 化 系 統	止吐、止瀉、腸胃炎、抑制食慾。
循 環 系 統	祛溼、清瘀、促進循環、改善手腳冰冷、消除水腫及靜脈曲張、收斂、抑汗。
免 疫 系 統	提升免疫、抗菌。

蠟菊

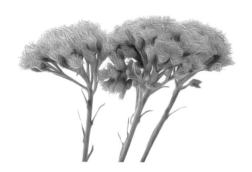

Immortelle

Helichrysum italicum

植物科屬	菊科		
萃取方法	蒸餾法	萃取部位	花朵
主要產地	法國、義大利、克羅埃西亞		
香味特徵	豐郁滿足、田野氣息		

質譜儀檢測

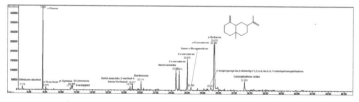

※ 每支精油都有專屬的身分證。透過質譜儀檢測的數據資料,可以清楚了解精油成分含量,這是判斷精油的功效與純度是否達到標準及品質的重要資訊。

※ 檢測單位:植享家實驗研究室

蠟菊的學名來自於希臘語 helios（太陽）和 chrysos（金色），象徵著金黃色澤的花朵顏色。蠟菊又被稱為永久花、永生菊，所以它的另一個別名 Immortelle 為法語，代表著永朽、永生。

蠟菊除了在對抗老化、抗氧化上有非常深度的機轉效用外，對於化瘀也有著神奇強大的作用，無論是生理層面（看得見的瘀傷），或者心理層面（深層看不見的傷，像是原生家庭、內心角落已被封閉已久的瘀積）都有給予能量、化解清理。

日常使用指南

稀釋塗抹	將 50 元硬幣大小的乳液或有機基底油中，一般成人加入 2 滴精油，12 歲以下、70 歲以上，加入 1 滴精油。
面　　膜	50ml 純水加入 1 滴精油，攪拌均勻後濕潤面膜紙，再敷於臉上。
蒸　　臉	一盆 1 公升的溫熱水，加入 1 滴精油。
擴香嗅吸	將 8～15 滴以上精油滴入賞香儀，讓空間充滿精油分子。
精油飾品	將精油滴入精油項鍊或手鍊配戴。
全 身 浴	40 公升溫熱水加入 5～10 滴精油。

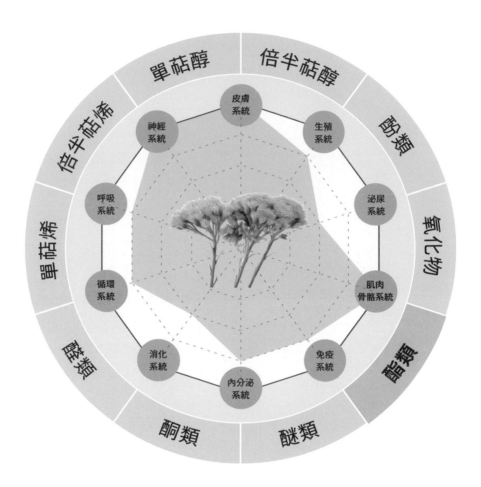

精油分子 & 身心改善效果

單萜醇

倍半萜醇

倍半萜烯

酚類

單萜烯

氧化物

醛類

酯類

酮類

醚類

皮膚系統
神經系統
生殖系統
呼吸系統
泌尿系統
循環系統
肌肉骨骼系統
消化系統
免疫系統
內分泌系統

精 油 分 子	義大利酮（倍半萜醇）5-15%、乙酸橙花酯（酯類）5-18%

生理效果

蠟菊對於修復肌膚有非比尋常的效果,具有促進傷口的特質,能夠幫助皮膚更新,滋補循環,作用在皮膚血管擴張、血腫及血栓情況,預防瘀傷形成。

心理效果

化解內心糾結,寬心面對未來。

皮 膚 系 統	促進皮膚細胞再生、修護新舊傷疤、瘀斑、妊娠紋。
免 疫 系 統	抗感染、抗病毒、抗菌。
呼 吸 系 統	抗黏膜發炎、化解痰液、緩解鼻竇炎、緩解支氣管炎。
循 環 系 統	促進血液循環、改善瘀血、淋巴排毒、排除淋巴淤塞、靜脈炎、橘皮組織。

絲柏

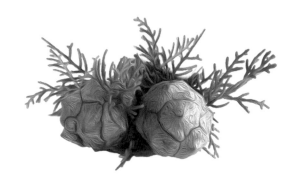

Cypress

Cupressus sempervirens

植物科屬	柏科		
萃取方法	蒸餾法	萃取部位	枝葉
主要產地	西班牙、法國、埃及		
香味特徵	溫潤飽滿的木頭香氣		

質譜儀檢測

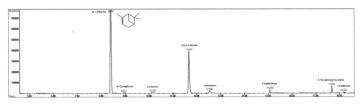

※ 每支精油都有專屬的身分證。透過質譜儀檢測的數據資料，可以清楚了解精油成分含量，這是
判斷精油的功效與純度是否達到標準及品質的重要資訊。

※ 檢測單位：植享家實驗研究室

如果去到南法，一定會對路上豎立著一株株直挺翠綠的絲柏樹感到印象深刻。名畫家梵谷晚期居住在南法，他的畫作中也經常出現絲柏，大家熟悉的《星夜》裡，絲柏就是一個重要的元素。

絲柏能幫助循環系統的流暢，對於靜脈及淋巴的保養及問題，都能以其溫穩內斂的特質，協助維持身體循環系統的運作穩定。

在歐美神話及歷史發展中，絲柏因其極佳的防腐效果，很常用於棺木的製作，或是在墓地周遭栽種絲柏樹，讓人與「永生」的意象聯想在一起。

日常使用指南

保 養 品	50 元硬幣大小的乳液或有機基底油中，加入 1 滴精油。	
稀釋塗抹	將 50 元硬幣大小的乳液或有機基底油中，一般成人加入 2 滴精油，12 歲以下、70 歲以上，加入 1 滴精油。	
熱 敷	1 公升溫熱水中滴入 5 滴精油，將毛巾浸在水中，擰乾後熱敷於肌膚上。	
蒸 臉	一盆 1 公升的溫熱水，加入 1 滴精油。	
面 膜	50ml 純水加入 1 滴精油，攪拌均勻後濕潤面膜紙，再敷於臉上。	
按 摩	將 50 元硬幣大小的乳液或有機基底油中，加入 2 滴精油。	

精油分子 & 身心改善效果

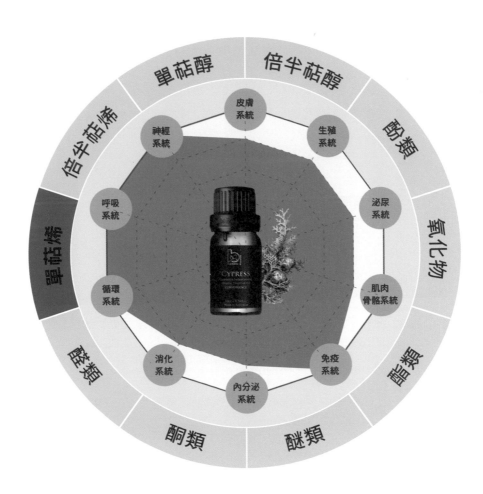

精 油 分 子	α- 蒎烯（單萜烯）50.16%、3- 蒈烯（單萜烯）23.11%

生理效果

絲柏精油是改善循環系統問題的最佳良方，有助於體液的循環調節，包括多汗症、皮膚油脂分泌、夜尿、風濕等體液不平衡問題，絲柏精油均有良好的改善效果。因絲柏精油內含超過 50% 的 α- 蒎烯，所以具有良好的抗菌及抗發炎的效果。

心理效果

淨化心靈，沉澱混亂的思緒。

呼 吸 系 統	改善咳嗽、支氣管炎、百日咳及氣喘症狀。
皮 膚 系 統	抗菌、促進結疤、平衡油脂分泌，改善橘皮組織。
內 分 泌 系 統	能減緩經前症候群及更年期不適。
循 環 系 統	能調節肝臟功能，促進血液及淋巴循環，收斂效果很好，能降低浮腫，亦能處理各種靜脈問題，包括痔瘡、靜脈曲張等。幫助體液平衡效果極佳，像是尿床、多汗等問題，能避免水分過度流失。

真正薰衣草

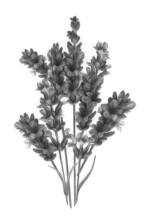

True Lavender

Lavandula angustifolia

植 物 科 屬	唇形科		
萃 取 方 法	蒸餾法	萃 取 部 位	全株 / 花朵
主 要 產 地	法國、保加利亞		
香 味 特 徵	溫柔韻味、氣息甜美		

質譜儀檢測

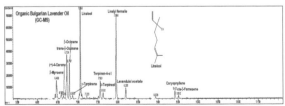

※ 每支精油都有專屬的身分證。透過質譜儀檢測的數據資料，可以清楚了解精油成分含量，這是判斷精油的功效與純度是否達到標準及品質的重要資訊。

※ 檢測單位：植享家實驗研究室

薰衣草精油的發現來自一個美麗的意外。一九二〇年法國化學家蓋特佛賽（Gattefoss）在一次實驗中，不小心發生失誤，導致手部嚴重灼傷，情急之下，將手放進薰衣草精油桶中，結果疼痛感很快就消失了，傷口也快速復原，沒有留下疤痕，他萬分驚豔，從此投入植物精油的研究，鑽研精油的療效，「芳香療法」（Aromatherapy）一詞便是由他創立，因此被譽為是芳香療法之父。

薰衣草精油的應用在歷史上也有諸多記錄，特別是在傳染病爆發和軍事醫療方面。會用薰衣草驅除不好的氣味、穩定情緒。羅馬帝國時期的軍隊，也會將薰衣草視為必備品，用來治療傷兵、舒緩戰士壓力，放鬆身心。

日常使用指南

	直接使用	在無菌棉花棒滴上 1 滴精油，塗抹在不適處。
	稀釋塗抹	將 50 元硬幣大小的乳液或有機基底油中，一般成人加入 2 滴精油，12 歲以下、70 歲以上，加入 1 滴精油。
	直接嗅吸	將 1 滴精油滴在手掌心，雙手搓熱後靠近鼻子深呼吸。
	擴香嗅吸	將 8 ～ 15 滴以上精油滴入賞香儀，讓空間充滿精油分子。
HOT	熱　　敷	1 公升溫熱水中滴入 5 滴精油，將毛巾浸在水中，擰乾後熱敷於肌膚上。
	全 身 浴	40 公升溫熱水加入 5 ～ 10 滴精油。

※ 懷孕初期、低血壓者請避免使用。

精油分子 & 身心改善效果

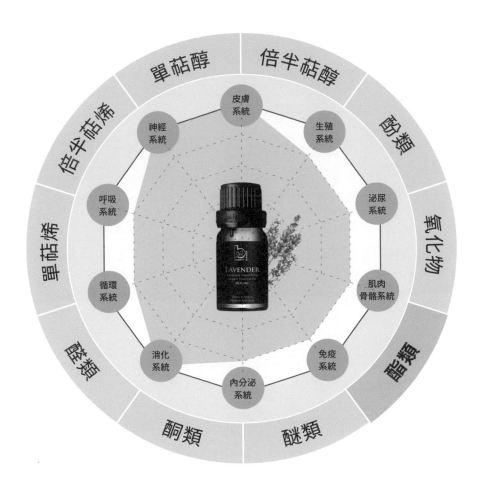

| 精 油 分 子 | 芳樟醇（單萜醇）39.21%、乙酸芳樟酯（酯類）37.63% |

生理效果

真正薰衣草精油對於皮膚系統及神經系統的修護效果是箇中翹楚。真正薰衣草最主要的兩個成分為芳樟醇（linaool）和乙酸芳樟酯（linalyl acetate），芳樟醇溫和無刺激性，親水性及親膚性高，可長期使用，乙酸芳樟酯氣味溫和甜美。兩者都有良好的安撫自律神經的效果，使得真正薰衣草被廣泛使用於因為自律神經不平衡所引起的種種問題。

多數研究論文探討真正薰衣草對個人生理心理的益處，在生理方面，能調控轉化生長因子 β（TGF-β）促進膠原纖維的合成，提升組織修護。

心理效果

紓壓，助眠，降低緊張感、平復憂鬱情緒。

皮 膚 系 統	傷口癒合、淡化疤痕、燒燙傷（一度及淺二度）、平衡油脂分泌、淨化皮膚、青春痘、皮膚過敏、尿布疹、曬傷、止痛。
消 化 系 統	消除胃脹氣、胃潰瘍、降低胃痛。
神 經 系 統	平衡自律神經、減輕焦慮、提升睡眠品質。
循 環 系 統	降低血壓、減輕心悸。

大馬士革玫瑰

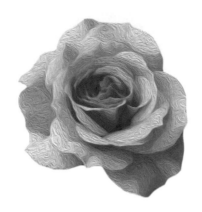

Damask Rose

Rosa damascena

植 物 科 屬	薔薇科		
萃 取 方 法	蒸餾法	萃 取 部 位	花朵
主 要 產 地	保加利亞、土耳其		
香 味 特 徵	高貴中帶有甜蜜細緻的花香		

質譜儀檢測

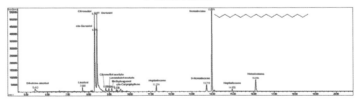

※ 每支精油都有專屬的身分證。透過質譜儀檢測的數據資料，可以清楚了解精油成分含量，這是
判斷精油的功效與純度是否達到標準及品質的重要資訊。

※ 檢測單位：植享家實驗研究室

玫瑰被喻為是「花中之后」，自古以來是許多文化裡女性的代表與象徵。玫瑰花香也一直是備受女性推崇且迷戀的香味，彷彿只要散發出玫瑰香氣就代表著能釋放出女人的魅力光芒。

在眾多玫瑰品種中，最為頂級的當屬保加利亞的奧圖玫瑰（大馬士革玫瑰），保加利亞的玫瑰山谷分布在海拔一千三百英尺的山區，溫暖潮濕的氣候孕育出全世界品質最好的有機奧圖玫瑰花，每年五月的午夜時分，在朝陽出來前以人工方式一朵一朵小心翼翼的採收，採收後快速地進行蒸餾萃取，以保持最新鮮豐富的玫瑰有效分子及氣味。平均大約每 3～5 公噸的玫瑰花瓣才能蒸餾萃取出 1 公斤的有機奧圖玫瑰精油，可見極其珍貴。

日常使用指南

😷	面　　膜	50ml 純水加入 1 滴精油，攪拌均勻後濕潤面膜紙，再敷於臉上。
💄	保 養 品	50 元硬幣大小的乳液或有機基底油中，加入 1 滴精油。
🧴	稀釋塗抹	將 50 元硬幣大小的乳液或有機基底油中，一般成人加入 2 滴精油，12 歲以下、70 歲以上，加入 1 滴精油。
👃	直接嗅吸	將 1 滴精油滴在手掌心，雙手搓熱後靠近鼻子深呼吸。
📿	精油飾品	將精油滴入精油項鍊或手鍊配戴。
🛁	全 身 浴	40 公升溫熱水加入 5～10 滴精油。

※ 孕婦應避免使用。

精油分子 & 身心改善效果

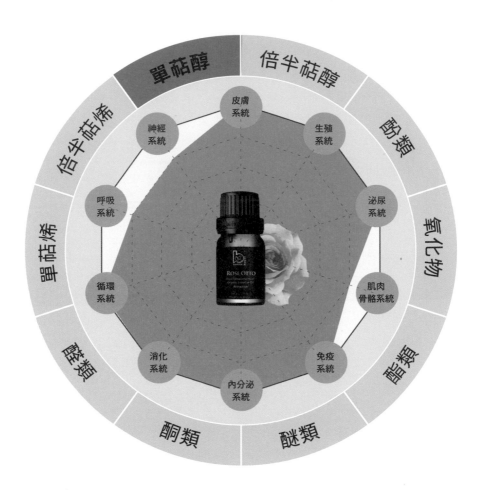

精 油 分 子	芳香醇（單萜醇）27.27%、牻牛兒醇（單萜醇）17.72%、玫瑰氧化物 1%

生理效果

玫瑰精油能有效調解情緒，提升神經系統及生殖系統，具催情效果。珍貴的大馬士革玫瑰產於保加利亞保育區的有機玫瑰山谷，氣候條件得宜，產出的玫瑰品質舉世聞名，甚至在六月第一個星期日訂爲玫瑰節，吸引世界各地的遊客共襄盛舉。

心理效果

舒緩緊張焦慮、撫慰各種負面情緒、催情。

在古希臘神話中，玫瑰集愛與美於一身，柔軟的心，能化解生命中所有沮喪、哀傷、忌妒和憎惡，看見世界萬物中恆定的美。玫瑰能洗淨心中層層阻礙，讓我們看到更清楚的內在。

神 經 系 統	鎮定情緒、舒緩壓力、神經緊繃、神經炎。
免 疫 系 統	激勵免疫系統、抗菌、抗發炎。
淋 巴 系 統	進淋巴循環、預防淋巴阻塞。
皮 膚 系 統	修護肌膚、皮膚炎、妊娠紋、改善皺紋、延緩皮膚老化。
生殖泌尿系統	經血量多、催情、平衡荷爾蒙、改善經前症候群及更年期症狀。
循 環 系 統	改善緊張性心臟不適、提升循環系統。

玫瑰天竺葵

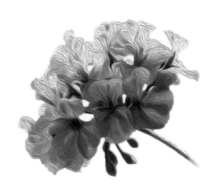

Rose Geranium

Pelargonium roseum

植物科屬	薔薇科		
萃取方法	蒸餾法	萃取部位	花朵
主要產地	埃及、非洲		
香味特徵	溫暖而甜美的花香，帶點清新的青草香氣		

質譜儀檢測

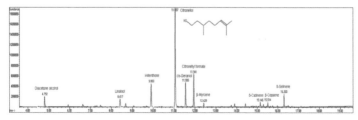

※ 每支精油都有專屬的身分證。透過質譜儀檢測的數據資料，可以清楚了解精油成分含量，這是
判斷精油的功效與純度是否達到標準及品質的重要資訊。

※ 檢測單位：植享家實驗研究室

天竺葵原產地爲南非，但現今市面上品質較好的天竺葵多產於埃及與北非。天竺葵與玫瑰雖然分屬於不同科種，卻有「窮人的玫瑰」的稱號，因爲天竺葵精油與玫瑰精油同列爲女人必備的精油，有調節女性荷爾蒙的功效，是熟齡女性的聖品。

天竺葵精油因爲是以全株植物蒸餾萃取，所以也比一般花類精油擁有更多元的氣味層次，除了溫暖優雅的花香能撫慰低潮糾結的心靈之外，清新的青草氣息更能使人感受到積極正面的力量，幫助人們以勇敢自信的態度面對生活的起承轉合。

日常使用指南

HOT	熱　　敷	1 公升溫熱水中滴入 5 滴精油，將毛巾浸在水中，擰乾後熱敷於肌膚上。
	全 身 浴	40 公升溫熱水加入 5 ～ 10 滴精油。
	稀釋塗抹	將 50 元硬幣大小的乳液或有機基底油中，一般成人加入 2 滴精油，12 歲以下、70 歲以上，加入 1 滴精油。
	保 養 品	50 元硬幣大小的乳液或有機基底油中，加入 1 滴精油。
	直接嗅吸	將 1 滴精油滴在手掌心，雙手搓熱後靠近鼻子深呼吸。
	泡　　腳	10 公升溫熱水中加入 2 ～ 3 滴精油。

※ 懷孕初期請勿使用。

精油分子 & 身心改善效果

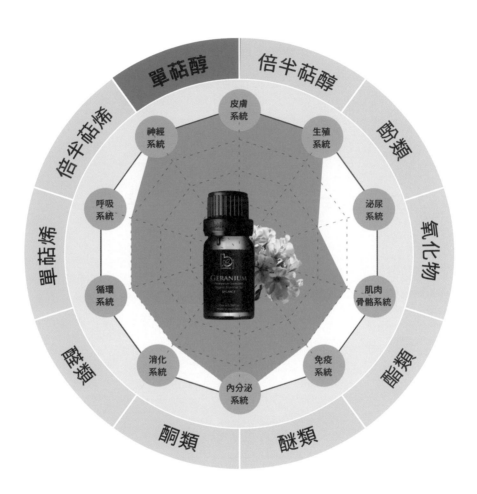

精 油 分 子	香茅醇 32.33%、香葉醇 13.08%

生理效果

天竺葵精油常用在處理女性荷爾蒙相關問題，特別是更年期的不適。含有較高的香茅醇及香葉醇等單萜醇成分，因此對肌膚溫和不刺激，對於平衡免疫系統有良好的效果，特別適用於帶狀皰疹的治療。

心理效果

減輕沮喪、抗憂鬱、消除緊張、抗壓。

皮 膚 系 統	平衡油脂分泌，改善油膩及鬆弛皮膚。
循 環 系 統	促進血液循環，使膚色紅潤。
內 分 泌 系 統	平衡荷爾蒙，舒緩經前症候群及更年期不適。
免 疫 系 統	帶狀皰疹、促進淋巴循環。

依蘭依蘭

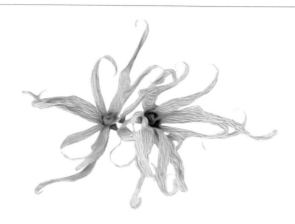

Ylang Ylang

Cananga odorata

植 物 科 屬	番荔枝科		
萃 取 方 法	蒸餾法	萃 取 部 位	花朵
主 要 產 地	馬達加斯加		
香 味 特 徵	富有異國情調，濃郁豐富而嬌媚		

質譜儀檢測

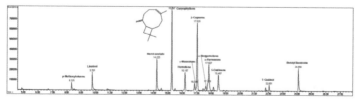

※ 每支精油都有專屬的身分證。透過質譜儀檢測的數據資料，可以清楚了解精油成分含量，這是
　 判斷精油的功效與純度是否達到標準及品質的重要資訊。

※ 檢測單位：植享家實驗研究室

依蘭依蘭別名爲香水樹，東南亞人稱其爲「花中之花」，習俗上會將依蘭依蘭的花朵灑在新婚夫婦的床上，做爲催情之用，祝福新人早生貴子。

依蘭依蘭因含有許多聞起來具華麗感且類費洛蒙氣味的分子，格外的浪漫，因此被大量用於香水工業。不但氣味濃郁豐富，對身心靈的芳香效果也最佳，對於平衡女性荷爾蒙、降低血壓、對抗沮喪憂鬱、催情，都是療效顯著的精油。

日常使用指南

按 摩	將 50 元硬幣大小的乳液或有機基底油中，加入 2 滴精油。
稀釋塗抹	將 50 元硬幣大小的乳液或有機基底油中，一般成人加入 2 滴精油，12 歲以下、70 歲以上，加入 1 滴精油。
擴香嗅吸	將 8 ～ 15 滴以上精油滴入賞香儀，讓空間充滿精油分子。
保 養 品	50 元硬幣大小的乳液或有機基底油中，加入 1 滴精油。
身體噴霧	100ml 蒸餾水加入 1 ～ 3 滴精油，噴灑於頭皮、油脂分泌較爲旺盛的肌膚上。
全 身 浴	40 公升溫熱水加入 5 ～ 10 滴精油。

※ 有調節女性荷爾蒙作用，孕婦請勿使用。有降低血壓效果，低血壓患者避免使用。宜從低劑量開始使用，太過量可能引發頭痛、反胃及噁心感。

精油分子 & 身心改善效果

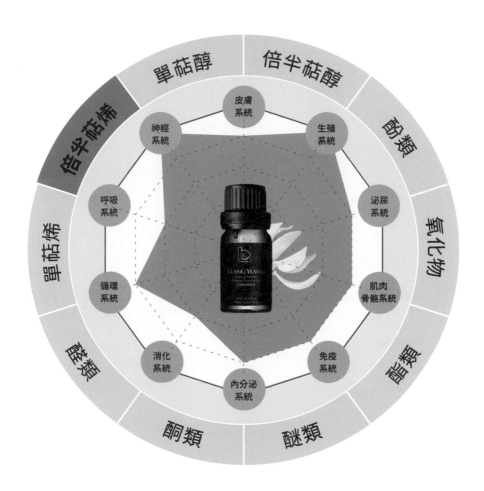

精 油 分 子	大根老鸛草烯（倍半萜烯）21.16%、α- 金合歡烯（倍半萜烯）15.6%、β- 石竹烯（倍半萜烯）14.49%、苯甲酸苄酯（酯類）7.99%

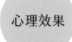

生理效果

依蘭依蘭含有許多類費洛蒙氣味的分子，裡面的金合歡烯能影響性腺對荷爾蒙的分泌，因此對於個人魅力的散發、兩性之間情感的增進，以及調節女性機能方面有很好的效果。也有實驗證實透過嗅吸依蘭依蘭能降低血液中皮質醇（壓力荷爾蒙）的濃度，刺激副交感神經，因此有緩和高血壓及心搏過速的作用，產生身心鎮定、安撫的效果，對心血管健康有正面的助益。

心理效果

緩解壓力、提升自信心、促進人際間溝通、從心靈深處感到愉悅、催情。

神 經 系 統	緩和焦慮、恐慌、憂鬱。
皮 膚 系 統	滋潤肌膚及髮絲、平衡頭皮及肌膚的油水平衡、促進毛髮生長、消炎、青春痘。
循 環 系 統	降低血壓、緩和心悸。
肌肉骨骼系統	止痛、抗痙攣。

快樂鼠尾草

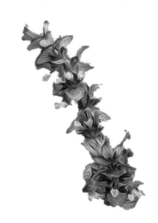

Clary Sage

Salvia sclarea

植 物 科 屬	唇形科		
萃 取 方 法	蒸餾法	萃 取 部 位	全株
主 要 產 地	埃及、法國、西班牙		
香 味 特 徵	厚重的青草香氣中有淡雅的甜味		

質譜儀檢測

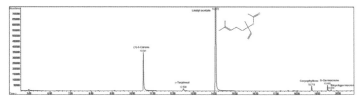

※ 每支精油都有專屬的身分證。透過質譜儀檢測的數據資料，可以清楚了解精油成分含量，這是
判斷精油的功效與純度是否達到標準及品質的重要資訊。

※ 檢測單位：植享家實驗研究室

一株快樂鼠尾草約可長至六十公分高，頂部有著心形葉子，開著淡紫色、白色、粉紅色的花朵，外型與氣味都如同其名能讓人產生快樂及幸福的感受。

快樂鼠尾草名稱源自於拉丁文，擁有「清澈」的意思，相傳快樂鼠尾草在早期被拿來淨化眼部，使眼睛清澈透亮。古代歐洲視快樂鼠尾草為救命藥草，認為快樂鼠尾草不只能醫治身體上的疾病，更能拯救心靈的創傷。

快樂鼠尾草與鼠尾草名稱相似容易搞混，鼠尾草含有較高量的酮類，快樂鼠尾草則是以酯類及醇類為主，效果上也有很大的差異，在選擇上必須看清楚名稱。

日常使用指南

身體噴霧	100ml 蒸餾水加入 1～3 滴精油，噴灑於頭皮、油脂分泌較為旺盛的肌膚上。	
全 身 浴	40 公升溫熱水加入 5～10 滴精油。	
稀釋塗抹	將 50 元硬幣大小的乳液或有機基底油中，一般成人加入 2 滴精油，12 歲以下、70 歲以上，加入 1 滴精油。	
擴香嗅吸	將 8～15 滴以上精油滴入賞香儀，讓空間充滿精油分子。	
洗 頭	擠出當次用量的洗髮精，加入 1～2 滴精油，加點水搓揉後，輕輕按摩頭皮髮絲，再用溫水洗淨。	
按 摩	將 50 元硬幣大小的乳液或有機基底油中，加入 2 滴精油。	

※ 有調節女性荷爾蒙作用，孕婦請勿使用。有降低血壓效果，低血壓患者避免使用。

精油分子 & 身心改善效果

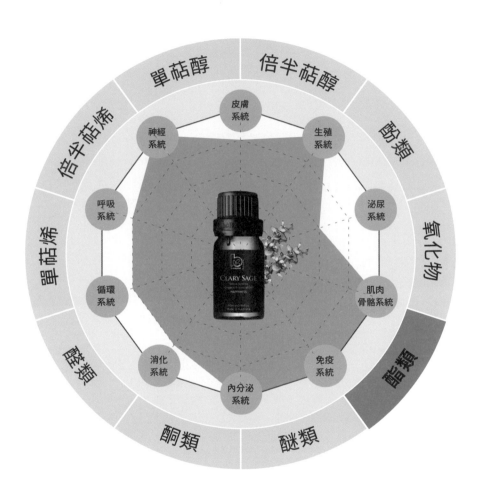

精 油 分 子	乙酸芳樟酯（酯類）42.32%、芳樟醇（單萜醇）28.81%、快樂鼠尾草醇（倍半萜醇）0.25%

生理效果

快樂鼠尾草精油含有比例較高的乙酸沉香酯，因此對於身心靈的放鬆有良好的效果，特有的快樂鼠尾草醇因為與雌激素結構相似，也能幫助平衡女性荷爾蒙，調節女性經期不適症狀。

心理效果

抗憂鬱、降低沮喪感、心情平穩。

皮 膚 系 統	調理肌膚油脂、淨化頭皮油膩及減少頭皮屑。
生 殖 系 統	不衡荷爾蒙，改善經前症候群、更年期、經痛等症狀。
神 經 系 統	舒緩神經緊繃、緊張性頭痛。
循 環 系 統	降低血壓。

甜馬鬱蘭

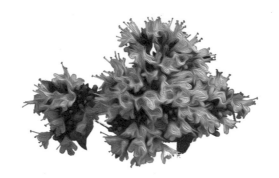

Sweet Majorana

Origanum majorana

植物科屬	唇形科		
萃取方法	蒸餾法	萃取部位	全株
主要產地	法國、埃及		
香味特徵	溫暖草本、圓潤舒心		

質譜儀檢測

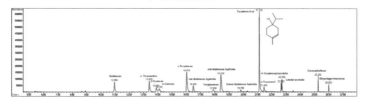

※ 每支精油都有專屬的身分證。透過質譜儀檢測的數據資料，可以清楚了解精油成分含量，這是
判斷精油的功效與純度是否達到標準及品質的重要資訊。

※ 檢測單位：植享家實驗研究室

馬鬱蘭的俗名來自古拉丁語「mariole」及「maiorana」，意思是「聖母瑪利亞」，它在歷史上具有神聖與保護的意義。每當有孩童出現不安的情況時，就會將馬鬱蘭擴香或蠟燭放在額頭附近，就代表著聖母瑪利亞的撫慰，能幫助孩子穩定入睡。

在希臘神話中，馬鬱蘭是主掌愛與美的女神——愛芙羅黛蒂（Aphroite）所喜愛的香藥草；在羅馬神話中，馬鬱蘭則是用來供奉愛神維納斯（Venus）的花朵，可以看出，在不同的時期與文化中，馬鬱蘭都被附予著特殊的意義。在坊間，馬鬱蘭常用於婚禮或慶典，作為祝福、祝賀的象徵。

日常使用指南

	直接嗅吸	將 1 滴精油滴在手掌心，雙手搓熱後靠近鼻子深呼吸。
	身體噴霧	100ml 蒸餾水加入 1～3 滴精油，噴灑於頭皮、油脂分泌較為旺盛的肌膚上。
	熱　　敷	1 公升溫熱水中滴入 5 滴精油，將毛巾浸在水中，擰乾後熱敷於肌膚上。
	稀釋塗抹	將 50 元硬幣大小的乳液或有機基底油中，一般成人加入 2 滴精油，12 歲以下、70 歲以上，加入 1 滴精油。
	擴香嗅吸	將 8～15 滴以上精油滴入賞香儀，讓空間充滿精油分子。
	按　　摩	將 50 元硬幣大小的乳液或有機基底油中，加入 2 滴精油。

精油分子 & 身心改善效果

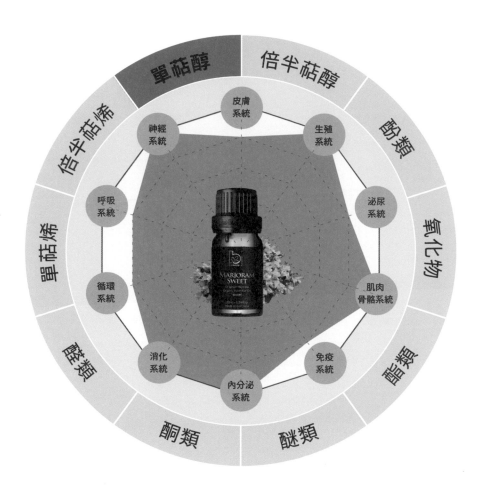

精 油 分 子	γ- 萜品烯（單萜醇）10-20%、萜品烯 -4- 醇（醇類）15-35%

生理效果

甜馬鬱蘭是廣泛性止痛精油，常用來紓解關節炎、肌肉疼痛。在鎮定神經系統上的效果也十分卓越。

心理效果

跳脫不安的情緒、接收自我。

免 疫 系 統	激勵免疫系統、抗菌。
神 經 系 能	鎮定中樞神經、提升副交感神經、消除疲勞、壓力引起的失眠、神經衰弱。
消 化 系 統	消化道感染腹瀉、腸胃炎。
肌 肉 系 統	改善肌肉酸痛、關節痛、風濕痛。
呼 吸 系 統	鼻炎、鼻竇炎、支氣管炎、氣喘。
內 分 泌 系 統	平衡自律神經失調、甲狀腺機能亢進。
循 環 系 統	心律不整、高血壓。

雪松

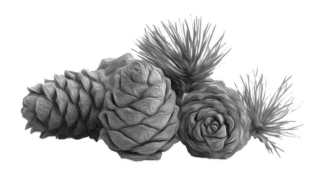

Cedarwood

Cedrus atlanica

植物科屬	松科		
萃取方法	蒸餾法	萃取部位	木質
主要產地	摩洛哥、法國		
香味特徵	濃郁的木質香氣中帶有堅果香		

質譜儀檢測

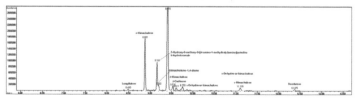

※ 每支精油都有專屬的身分證。透過質譜儀檢測的數據資料，可以清楚了解精油成分含量，這是
判斷精油的功效與純度是否達到標準及品質的重要資訊。

※ 檢測單位：植享家實驗研究室

雪松依品種的不同可分為大西洋雪松、維吉尼亞雪松、喜瑪拉雅雪松等，其中較為芳療界推崇的是大西洋雪松，擁有優異的抗菌防腐特性及濃郁持久的香氣。

古埃及人製作木乃伊的防腐配方中，雪松也包含在內。傳說以色列第三代國王所羅門王的聖殿亦是使用雪松建造，歷史上也多被記錄用於船隻建造及棺木製作。

日常使用指南

口 罩 扣	將精油滴入口罩扣，配戴於口罩上使用。	
全 身 浴	40 公升溫熱水加入 5 ～ 10 滴精油。	
保 養 品	50 元硬幣大小的乳液或有機基底油中，加入 1 滴精油。	
擴香嗅吸	將 8 ～ 15 滴以上精油滴入賞香儀，讓空間充滿精油分子。	
按 摩	將 50 元硬幣大小的乳液或有機基底油中，加入 2 滴精油。	
稀釋塗抹	將 50 元硬幣大小的乳液或有機基底油中，一般成人加入 2 滴精油，12 歲以下、70 歲以上，加入 1 滴精油。	

精油分子 & 身心改善效果

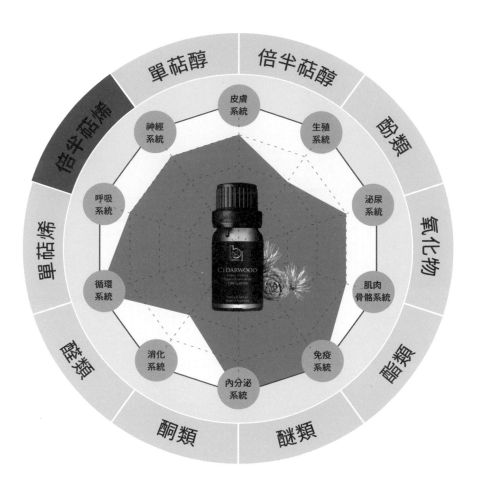

精油分子	β-雪松烯（倍半萜烯）44.1%

生理效果

雪松含有高濃度的雪松烯，能幫助鎮靜及強化神經、化解身體的鬱滯，
處理身上與「水」相關的問題。

心理效果

放鬆心靈，舒緩焦慮，鎮定心神，有助於沉思冥想，增強靈性。

呼 吸 道 系 統	止咳、化痰。
皮 膚 系 統	溫和的收斂及抗菌，適合油性、粉刺、濕疹、乾癬肌膚，護髮、減少頭皮屑、防止掉髮。
肌 肉 系 統	減輕關節炎、風濕痛症狀。
循 環 系 統	促進淋巴循環、消除水腫、分解脂肪、減少橘皮組織。

檀木

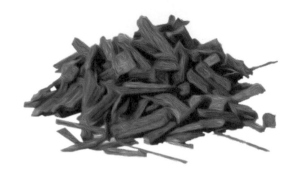

Sandalwood

Santalum spicatum

植 物 科 屬	檀木科		
萃 取 方 法	蒸餾法	萃 取 部 位	木質
主 要 產 地	澳洲		
香 味 特 徵	沉穩的木質香中帶有輕盈甜美花香		

質譜儀檢測

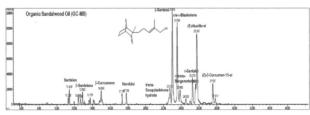

※ 每支精油都有專屬的身分證。透過質譜儀檢測的數據資料，可以清楚了解精油成分含量，這是
判斷精油的功效與純度是否達到標準及品質的重要資訊。

※ 檢測單位：植享家實驗研究室

檀木在東方歷史上具有極為崇高的地位，上等的檀木會用來雕刻佛像、製作佛珠、作為寺廟建材，並燃燒木材焚香敬獻給神佛，具有崇敬神靈、萬古不朽的意涵及作用。寺廟中的僧侶在打坐時，也會伴隨焚燒檀木的香氣冥想修行，幫助凝神聚氣進入禪定的狀態。

檀木成長速度極為緩慢，至少需歷經數十年以上的生長，才能取得木心蒸餾萃取出高品質的檀木精油。古印度阿育吠陀就有記載檀木精油的珍貴醫療功效，印度人稱檀木精油是神仙遺留在人間的丹藥，還有液體黃金的美名。

過去檀木主要產地在東印度，但由於大量砍伐，再加上非法走私，野生檀木樹大量減少。現今主要產地集中於澳洲，澳洲政府有計畫的種植與管控，品質穩定，是目前高品質檀木的主要來源。

日常使用指南

按 摩	將 50 元硬幣大小的乳液或有機基底油中，加入 2 滴精油。
稀釋塗抹	將 50 元硬幣大小的乳液或有機基底油中，一般成人加入 2 滴精油，12 歲以下、70 歲以上，加入 1 滴精油。
保 養 品	50 元硬幣大小的乳液或有機基底油中，加入 1 滴精油。
擴香嗅吸	將 8 ~ 15 滴以上精油滴入賞香儀，讓空間充滿精油分子。
精油飾品	將精油滴入精油項鍊或手鍊配戴。
全 身 浴	40 公升溫熱水加入 5 ～ 10 滴精油。

精油分子 & 身心改善效果

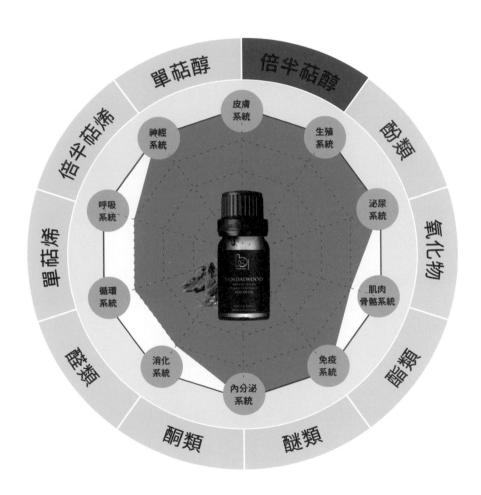

精 油 分 子	α- 檀木醇（倍半萜醇）24%、β- 檀木醇（倍半萜醇）8%、荷葉醇 8.12%

生理效果

檀木精油裡的 α- 檀木醇經實驗證實有極佳的抗氧化力，避免自由基氧化造成的傷害。二〇一四年《皮膚病學研究》（Journal of Investigative Dermatology）中發表一篇文章，發現檀木的氣味分子能活化皮膚上的嗅覺接受器 OR2AT4，增進皮膚細胞再生，加速修復受損皮膚。

心理效果

沉澱心靈，引導人思考生命課題、催情。

皮 膚 系 統	幫助細胞再生、促進傷口癒合、調節皮脂分泌、補水、青春痘（痤瘡）。
呼 吸 系 統	消炎、止咳、抗呼吸道痙攣。
消 化 系 統	止吐、抗胃痙攣。
免 疫 系 統	抗菌、抗病毒、抗氧化。
生殖泌尿系統	消炎（膀胱炎、腎炎）、平衡男性荷爾蒙

乳香

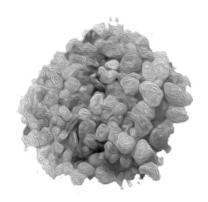

Frankincense

Boswellia carterii

植物科屬	橄欖科		
萃取方法	蒸餾法	萃取部位	樹脂
主要產地	索馬利亞		
香味特徵	甜美的木質香氣中帶有清新的檸檬味		

質譜儀檢測

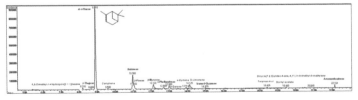

※ 每支精油都有專屬的身分證。透過質譜儀檢測的數據資料，可以清楚了解精油成分含量，這是
判斷精油的功效與純度是否達到標準及品質的重要資訊。

※ 檢測單位：植享家實驗研究室

134

一九二二年，考古學家發現了保存完整的法老王圖坦卡門陵墓，當考古學家進入圖坦卡門的金字塔裡，從滿滿的陪葬品中打開了一個密封超過三千年的陶罐，居然散發出濃厚的香氣，經過分析確認後，主要的香氣來源就是乳香。

古埃及人稱乳香是「神的汗液」，並不惜重本千里迢迢的至阿拉伯購買乳香，這段從阿曼開始橫跨整個阿拉伯半島的路線，也是將乳香運至東方的重要貿易路線，被稱為「乳香之路」（Frankincense Trail），二○○○年時聯合國教科文組織還將其列為世界文化遺產。

乳香因為其珍貴性和多功能性，一直被國際市場大量需要，頂級的乳香樹脂只可由野生乳香樹摘探，如今已面臨生存的威脅，使乳香精油於市場上的價格也不斷的飆升不下。

日常使用指南

	保 養 品	50 元硬幣大小的乳液或有機基底油中，加入 1 滴精油。
	擴香嗅吸	將 8 ～ 15 滴以上精油滴入賞香儀，讓空間充滿精油分子。
	稀釋塗抹	將 50 元硬幣大小的乳液或有機基底油中，一般成人加入 2 滴精油，12 歲以下、70 歲以上，加入 1 滴精油。
	全 身 浴	40 公升溫熱水加入 5 ～ 10 滴精油。
	按　　摩	將 50 元硬幣大小的乳液或有機基底油中，加入 2 滴精油。
	精油飾品	將精油滴入精油項鍊或手鍊配戴。

精油分子 & 身心改善效果

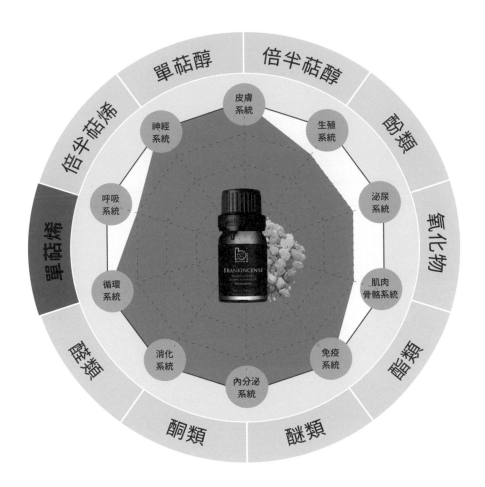

精 油 分 子	α- 蒎烯 31.06%（單萜烯）、α- 側柏烯 21.48%（單萜烯）、右旋檸檬烯 13.47%（單萜烯）

生理效果

乳香精油含豐富的單萜烯，單萜烯是一個家族龐大的化學成分類別，具有暢通呼吸道和止痛效果。對於黏膜炎或支氣管炎引起的呼吸道阻塞及免疫力低下有卓越成效。

心理效果

緩和呼吸，平緩焦慮、從心靈深處湧出力量，感受生命帶來的豐富。

皮 膚 系 統	促進皮膚新生、淡化紋路及疤痕、抗皺、提升肌膚彈性、對老化暗沉肌膚有良好的修復功效。
呼 吸 系 統	抗菌、祛痰、止咳、緩解喉嚨發炎、支氣管炎、加深呼吸深度。
免 疫 系 統	活化免疫系統、抗腫瘤。

檸檬

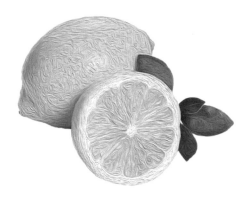

Lemon

Citrus limonum

植 物 科 屬	芸香科		
萃 取 方 法	冷壓榨法	萃 取 部 位	果皮
主 要 產 地	墨西哥、美國		
香 味 特 徵	清甜帶酸的愉悅果香味		

質譜儀檢測

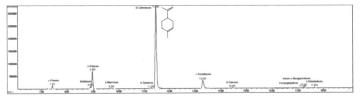

※ 每支精油都有專屬的身分證。透過質譜儀檢測的數據資料，可以清楚了解精油成分含量，這是
判斷精油的功效與純度是否達到標準及品質的重要資訊。

※ 檢測單位：植享家實驗研究室

檸檬原產於亞洲，栽種歷史久遠，十一世紀十字軍東征時將其帶回歐洲，現於美國、歐洲地中海沿岸及中國均有種植，是現代人廣泛運用於生活的水果之一。

在十八世紀之前，英國海軍在航行中因為普遍蔬果攝取不足，長期缺乏維他命的情況下，容易罹患「壞血病」，出現皮膚點狀皮下出血、牙齦流血、牙齒脫落、關節痠痛、無精打采等症狀，直到十八世紀，英國海軍醫官詹姆斯·林德（James Lind）發現檸檬能治療壞血病，後來英國規定所有海軍每天必須飲用定量的檸檬汁後，壞血病就漸漸在英國海軍的航行過程中消失了，因此也有人說，檸檬是造就大英帝國在十九世紀成為日不落帝國的關鍵。

日常使用指南

	口 罩 扣	將精油滴入口罩扣，配戴於口罩上使用。
	全 身 浴	40 公升溫熱水加入 5 ～ 10 滴精油。
	口服飲用	1000ml 溫開水或 100ml 氣泡水加入 1 滴精油。
	擴香嗅吸	將 8 ～ 15 滴以上精油滴入賞香儀，讓空間充滿精油分子。
	環境清潔	1 公升的清水加入 10 滴精油，拖地或擦拭家具。
	餐具清潔	80ml 天然洗碗液加入 1 ～ 3 滴精油。

※ 具有光敏性，接觸皮膚後八小時避免照射到陽光。
※ 口服精油請務必注意安全，不建議自行直接飲用，務必諮詢專業芳療師和主治醫師！

精油分子 & 身心改善效果

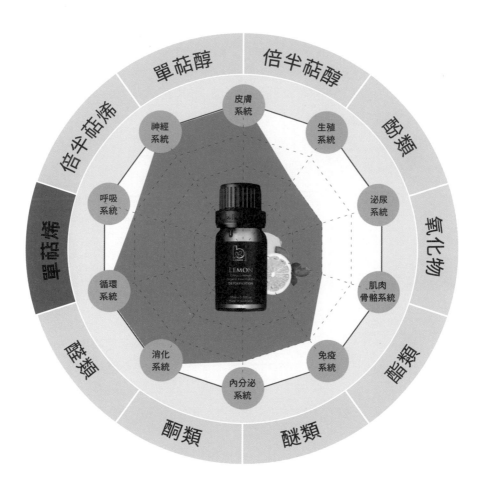

精 油 分 子	右旋檸檬烯（單萜烯）75.69%、γ- 萜品烯（單萜烯）8.52%

生理效果

檸檬精油內富含的右旋檸檬烯是檸檬清新香氣的主要來源，右旋檸檬烯分子小，能快速滲透至身體組織，特別是對於腸胃道的保健。經科學證實可養肝健胃，改善胃脹氣、便祕，對於提升消化系統健康有很好的效果。實際應用上，因為右旋檸檬烯有溶解膽固醇、中和胃酸及幫助腸蠕動的功效，所以臨床被用於輔助治療胃食道逆流，保護胃黏膜不受胃酸傷害，也能緩解胃食道逆流常見的心灼熱感；亦被輔助用於治療手術中未被發現的膽固醇型的膽結石。

心理效果

增強自信、澄清思緒、使精神愉悅。

腸 胃 道 系 統	調理肝臟、膽結石、消除胃脹氣、便秘、助消化。
皮 膚 系 統	美白、調理油脂、手腳龜裂及指甲分岔保養。
循 環 系 統	促進血液循環、靜脈曲張。

甜橙

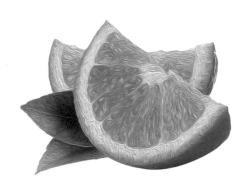

Sweet Orange

Citrus sinensis

植 物 科 屬	芸香科		
萃 取 方 法	冷壓榨法	萃 取 部 位	果皮
主 要 產 地	墨西哥		
香 味 特 徵	甜美的柑橘果香味		

質譜儀檢測

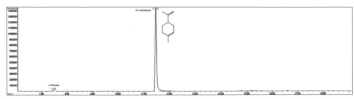

※ 每支精油都有專屬的身分證。透過質譜儀檢測的數據資料，可以清楚了解精油成分含量，這是
判斷精油的功效與純度是否達到標準及品質的重要資訊。

※ 檢測單位：植享家實驗研究室

當我們想到甜橙時，彷彿會感受到沐浴在熱情的陽光下，聞到甜美飽滿的橙香，心情也會不知不覺跟著喜悅起來。

甜橙精油猶如天真無邪的孩子一般，讓人淡忘陰霾且充滿活力，能將所有不愉快、不順心的事都拋諸腦後。甜橙精油是非常溫和的精油，孕婦、孩童及長者皆可放心使用，但因具有光敏性，建議仍須依需求稀釋至適當濃度後再使用。

日常使用指南

😷	面　　膜	50ml 純水加入 1 滴精油，攪拌均勻後濕潤面膜紙，再敷於臉上。
	稀釋塗抹	將 50 元硬幣大小的乳液或有機基底油中，一般成人加入 2 滴精油，12 歲以下、70 歲以上，加入 1 滴精油。
	保 養 品	50 元硬幣大小的乳液或有機基底油中，加入 1 滴精油。
	全 身 浴	40 公升溫熱水加入 5 ～ 10 滴精油。
	口服飲用	1000ml 溫開水或 100ml 氣泡水加入 1 滴精油。
	餐具清潔	80ml 天然洗碗液加入 1 ～ 3 滴精油。

※ 口服精油請務必注意安全，不建議自行直接飲用，務必諮詢專業芳療師和主治醫師！

※ 孕婦及幼兒都可以使用。具光敏性，用於肌膚時請避開白天使用，或是盡量不要照射到陽光。

精油分子 & 身心改善效果

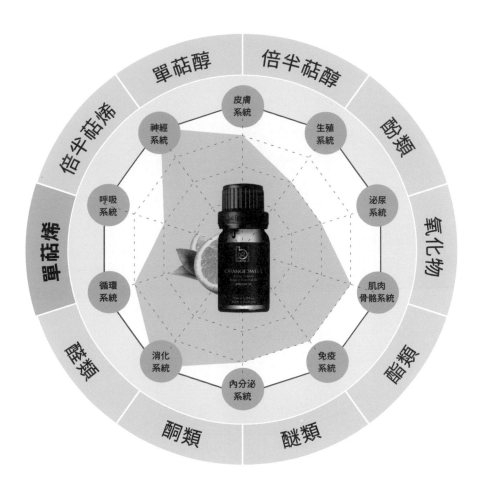

精 油 分 子	右旋檸檬烯（單萜烯）95.8%、β- 月桂烯（單萜烯）2.23%

生理效果

甜橙精油的主要分子爲單萜烯類，因此能幫助激勵神經、促進循環及賦予肌膚活力，亦有使人放鬆及助眠之功效。曾有實驗針對兒童出現焦慮情況時給予嗅吸甜橙精油，能降低唾液中皮質醇濃度及脈搏次數，顯示甜橙的氣味能使人感到放鬆，緩和焦慮。

心理效果

紓壓、提振活力、抗憂鬱和焦慮、助眠。

皮 膚 系 統	放鬆緊繃肌肉、強化肌膚彈性、撫平細紋、平衡油脂。
消 化 道 系 統	去除胃脹氣、便祕、緩解腹瀉、消化不良、食慾不振、胃食道逆流、膽結石。
循 環 系 統	促進血液循環、加強新陳代謝。

佛手柑

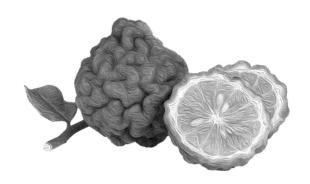

Bergamot

Citrus anrantium var. bergamia

植物科屬	芸香科		
萃取方法	冷壓榨法	萃取部位	果皮
主要產地	義大利		
香味特徵	清新柑橘香氣中帶有微甜花香		

質譜儀檢測

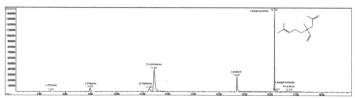

※ 每支精油都有專屬的身分證。透過質譜儀檢測的數據資料，可以清楚了解精油成分含量，這是
　判斷精油的功效與純度是否達到標準及品質的重要資訊。

※ 檢測單位：植享家實驗研究室

佛手柑屬於芸香科植物果實，全球最主要的產地來自於陽光充足的義大利南部愛奧尼亞海沿岸，是義大利政府相當重視的貿易農作物。

知名的伯爵茶即是加入了佛手柑，造就了獨特風味。佛手柑精油也是化妝品及香水工業的愛用成分之一。

柑橘類通常使用冷壓法萃取果皮上的油囊來取得精油，萃取出來的柑橘類精油一般都含有香柑油內酯而具有感光性，特別是佛手柑精油含有多量，容易使皮膚產生黑色素，較易有皮膚過敏的疑慮，因此部分佛手柑精油會在冷壓過後再經過蒸餾的過程，將具有感光性的香柑油內酯去除，以避免在光照之下造成皮膚灼傷的風險。去除香柑油內酯的無光敏性佛手柑精油稱為 FCF 佛手柑精油（Bergaptene Free），表示精油內不含香柑油內酯的成分。

日常使用指南

	保 養 品	50 元硬幣大小的乳液或有機基底油中，加入 1 滴精油。
	口服飲用	1000ml 溫開水或 100ml 氣泡水加入 1 滴精油。
	直接嗅吸	將 1 滴精油滴在手掌心，雙手搓熱後靠近鼻子深呼吸。
	面　　膜	50ml 純水加入 1 滴精油，攪拌均勻後濕潤面膜紙，再敷於臉上。
	擴香嗅吸	將 8 ～ 15 滴以上精油滴入賞香儀，讓空間充滿精油分子。
	全 身 浴	40 公升溫熱水加入 5 ～ 10 滴精油。

※ 口服精油請務必注意安全，不建議自行直接飲用，務必諮詢專業芳療師和主治醫師！

※ 沒有標示去除呋喃香豆素（FCF，furanocoumarin-free）的精油具有光敏性，需充分稀釋後，小心使用在皮膚上。

精油分子 & 身心改善效果

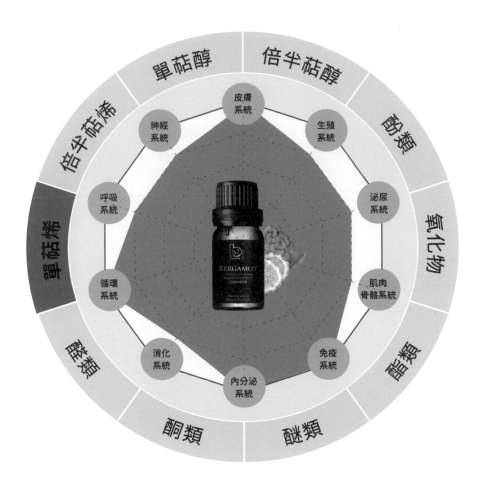

精 油 分 子	右旋檸檬烯（單萜烯）36%、乙酸芳樟酯（脂類）23%、芳樟醇（單萜醇）11%

生理效果

佛手柑精油是治療憂鬱症及緩解焦慮的最佳精油之一。能刺激荷爾蒙分泌、消化液，來幫助適當的代謝率，並影響血清皮質醇，降低血壓。

心理效果

抗沮喪，振奮萎靡不振情緒，帶來陽光正能量。

免 疫 系 統	激勵免疫反應，抗發炎，抗感染。
神 經 系 統	消除焦慮，安撫情緒，促進睡眠，緩解頭痛。
循 環 系 統	提升血液循環，促進新陳代謝。
消 化 系 統	改善脹氣、消化不良，解決心因性消化問題。

檸檬草

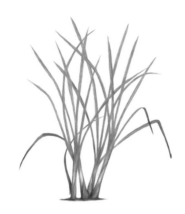

Lemongrass

Cymbopogon citrates

植 物 科 屬	禾本科		
萃 取 方 法	蒸餾法	萃 取 部 位	全株
主 要 產 地	印度		
香 味 特 徵	濃厚的檸檬酸甜香氣		

質譜儀檢測

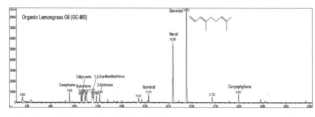

※ 每支精油都有專屬的身分證。透過質譜儀檢測的數據資料，可以清楚了解精油成分含量，這是
判斷精油的功效與純度是否達到標準及品質的重要資訊。

※ 檢測單位：植享家實驗研究室

檸檬草也就是大家普遍熟悉的「檸檬香茅」，是東南亞美味料理中不可或缺的香草食材，也是吃泰式料理時常見的香料，在火鍋湯底、檸檬魚、泰式咖哩等，都可嘗到屬於檸檬草特有的清新香氣。

檸檬草沖泡的茶飲也是很受歡迎的花草茶，東南亞人在飯後飲用現泡的檸檬草茶以幫助消化。產自熱帶氣候的檸檬草在南亞及東南亞國家廣泛用於殺菌、驅蚊蟲、保持空氣清新及釋放肌肉壓力等，特別是對於腿部肌肉的舒緩。印度早期甚至還以檸檬草來作為退燒及治療傳染病的重要藥用植物。

日常使用指南

按　　摩	將 50 元硬幣大小的乳液或有機基底油中，加入 2 滴精油。
熱　　敷	1 公升溫熱水中滴入 5 滴精油，將毛巾浸在水中，擰乾後熱敷於肌膚上。
稀釋塗抹	將 50 元硬幣大小的乳液或有機基底油中，一般成人加入 2 滴精油，12 歲以下、70 歲以上，加入 1 滴精油。
身體噴霧	100ml 蒸餾水加入 1 ～ 3 滴精油，噴灑於頭皮、油脂分泌較為旺盛的肌膚上。
全 身 浴	40 公升溫熱水加入 5 ～ 10 滴精油。
泡　　腳	10 公升溫熱水中加入 2 ～ 3 滴精油。

※ 高劑量對皮膚有刺激性，宜稀釋後使用。懷孕時避免使用。

精油分子 & 身心改善效果

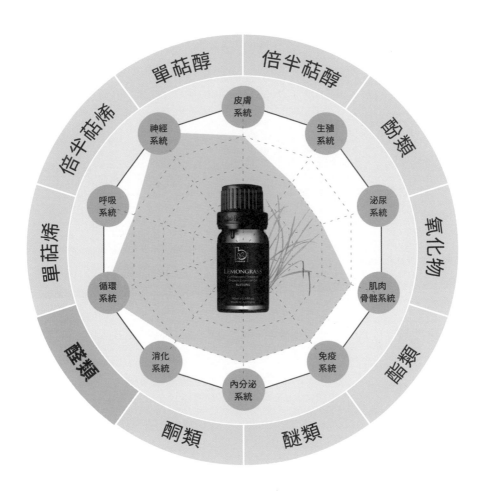

精油分子	香葉醛（醛類）41%、橙花醛（醛類）31.13%

生理效果

檸檬草中主要的分子檸檬醛，使檸檬草帶有清新的酸甜香氣，有強大的抗菌力，實證研究證實對於部分抗藥性的革蘭氏陽性菌及常見的口腔念珠菌（黴菌）、大腸桿菌、金黃色葡萄球菌有良好的抑制生長及避免轉移的作用。

心理效果

提振精神、激發生活及工作中的靈感、提升對周遭環境的觀察力

神 經 系 統	提神、使思考清晰、提高專注力、頭痛。
皮 膚 系 統	平衡油脂分泌、收斂毛孔、抗細菌和黴菌、消炎、青春痘（痤瘡）、足癬（香港腳）。
消 化 系 統	促進消化、提振食慾、緩和腸胃不適、減輕脹氣。
肌 肉 系 統	放鬆緊繃肌肉、消除肌肉疲勞及僵硬、特別針對腿部肌肉的舒緩。
循 環 系 統	促進血液循環、改善手腳冰冷、消除水腫及靜脈曲張。

德國洋甘菊

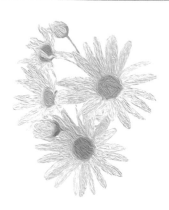

German Chamomile

Matricaria recutita

植 物 科 屬	菊科		
萃 取 方 法	蒸餾法	萃 取 部 位	花朵
主 要 產 地	德國、埃及		
香 味 特 徵	樸實無華、圓潤飽滿		

質譜儀檢測

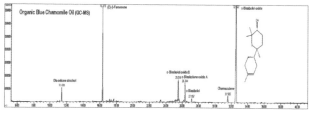

※ 每支精油都有專屬的身分證。透過質譜儀檢測的數據資料，可以清楚了解精油成分含量，這是
   判斷精油的功效與純度是否達到標準及品質的重要資訊。

※ 檢測單位：植享家實驗研究室

洋甘菊是一種花草，具有醫療鎮靜效果而聞名，所以在日耳曼的神話故事裡，也被列為是九個神聖藥草之一的原因。

英國著名的兒童文學家碧翠絲‧波特（Beatrix Potter）的作品《彼得兔》裡，有一個很有趣的情節。有一天，頑皮的彼得兔偷吃菜園的蔬菜被發現後，全身濕淋淋的回到家，受到不小驚嚇的牠，在睡前喝了一杯熱熱的洋甘菊茶，才得以平復。

德國洋甘菊對於消化不良、感冒或情緒緊張等，都能給予安撫與調理。如果將洋甘菊茶作為化妝水使用，可增進曬傷紅腫的修復。德國洋甘菊重要成分為母菊天然烴，呈現出清澈的藍色，除了可以消炎也能止痛，抗皮膚過敏。

日常使用指南

	面　膜	50ml 純水加入 1 滴精油，攪拌均勻後濕潤面膜紙，再敷於臉上。
	稀釋塗抹	將 50 元硬幣大小的乳液或有機基底油中，一般成人加入 2 滴精油，12 歲以下、70 歲以上，加入 1 滴精油。
	保養品	50 元硬幣大小的乳液或有機基底油中，加入 1 滴精油。
	直接嗅吸	將 1 滴精油滴在手掌心，雙手搓熱後靠近鼻子深呼吸。
	熱　敷	1 公升溫熱水中滴入 5 滴精油，將毛巾浸在水中，擰乾後熱敷於肌膚上。
	身體噴霧	100ml 蒸餾水加入 1 ～ 3 滴精油，噴灑於頭皮、油脂分泌較為旺盛的肌膚上。

精油分子 & 身心改善效果

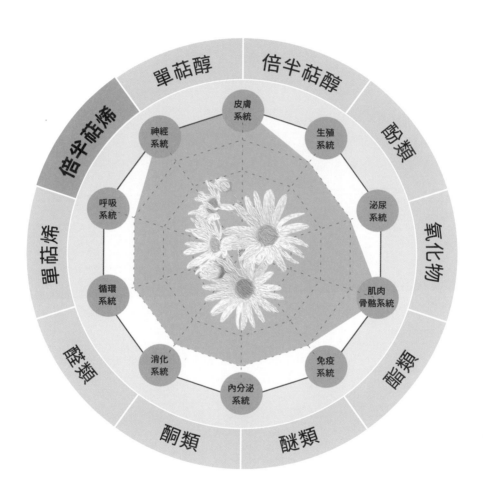

精油分子	α- 沒藥醇（倍半萜醇）45-60%、母菊天藍烴（倍半萜烯）1-10%

生理效果

德國洋甘菊精油中獨特的母菊天藍烴，經實驗發現可阻斷白三烯 B4 的生成的消炎機轉，有效達到抗敏及止癢。且能安撫神經系統，紓解中樞神經焦慮和頭痛。

心理效果

消除恐懼不安，平穩心情。

神 經 系 統	舒緩神經發炎、神經痛。
呼 吸 系 統	舒緩支氣管發炎。
骨骼肌肉系統	舒緩關節痛、肌肉痠痛、扭傷。
皮 膚 系 統	可幫助傷口癒合、皮膚發炎、緩解皮膚炎、疤痕護理、激勵再生。
消 化 系 統	緩解消化不良。
泌尿 / 生殖系統	緩解經痛、膀胱發炎。

薑

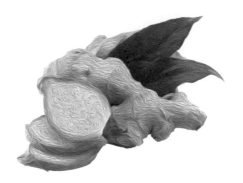

Ginger

Zingiber officinalis

植 物 科 屬	薑科		
萃 取 方 法	蒸餾法	萃 取 部 位	根部
主 要 產 地	馬達加斯加		
香 味 特 徵	清新草本味中帶有淡淡香甜味		

質譜儀檢測

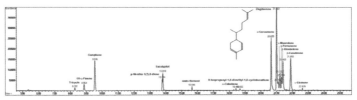

※ 每支精油都有專屬的身分證。透過質譜儀檢測的數據資料,可以清楚了解精油成分含量,這是
判斷精油的功效與純度是否達到標準及品質的重要資訊。

※ 檢測單位:植享家實驗研究室

薑應該是大家再熟悉不過的食材了，薑的應用歷史也頗爲悠久。古希臘羅馬人用薑來改善胃部不適，在印度阿育吠陀療法中，會使用薑來排毒。

許多科學研究指出，薑精油可處理慢性風濕炎，減緩關節炎的疼痛與腫脹。

日常使用指南

洗　頭	擠出當次用量的洗髮精，加入 1～2 滴精油，加點水搓揉後，輕輕按摩頭皮髮絲，再用溫水洗淨。	
按　摩	將 50 元硬幣大小的乳液或有機基底油中，加入 2 滴精油。	
熱　敷	1 公升溫熱水中滴入 5 滴精油，將毛巾浸在水中，擰乾後熱敷於肌膚上。	
全 身 浴	40 公升溫熱水加入 5～10 滴精油。	
泡　腳	10 公升溫熱水中加入 2～3 滴精油。	
稀釋塗抹	將 50 元硬幣大小的乳液或有機基底油中，一般成人加入 2 滴精油，12 歲以下、70 歲以上，加入 1 滴精油。	

精油分子 & 身心改善效果

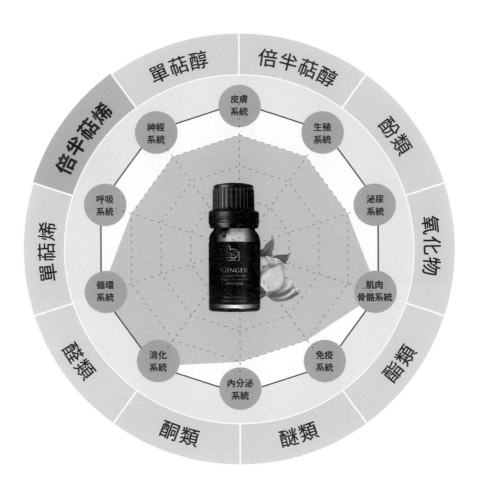

精油分子	薑烯（倍半萜烯）30%、水芹烯（單萜烯）6%

生理效果

薑精油在芳療運用上是一種止痛劑，能滋補全身，舒緩消化系統不適，消炎及擴張支氣管。薑也很適合用來紓解消化系統中的噁心及想吐情形。

心理效果

醒腦、思緒清晰、提振行動力、淨化心靈。

皮 膚 系 統	平衡頭皮及臉部油脂分泌、減少頭皮屑、青春痘（痤瘡）、促進傷口癒合。
呼 吸 系 統	抗菌、祛痰、舒緩呼吸道因感染引起的發炎症狀。
生殖泌尿系統	抗菌、消炎、止癢、減少分泌物。
免 疫 系 統	提升免疫力。

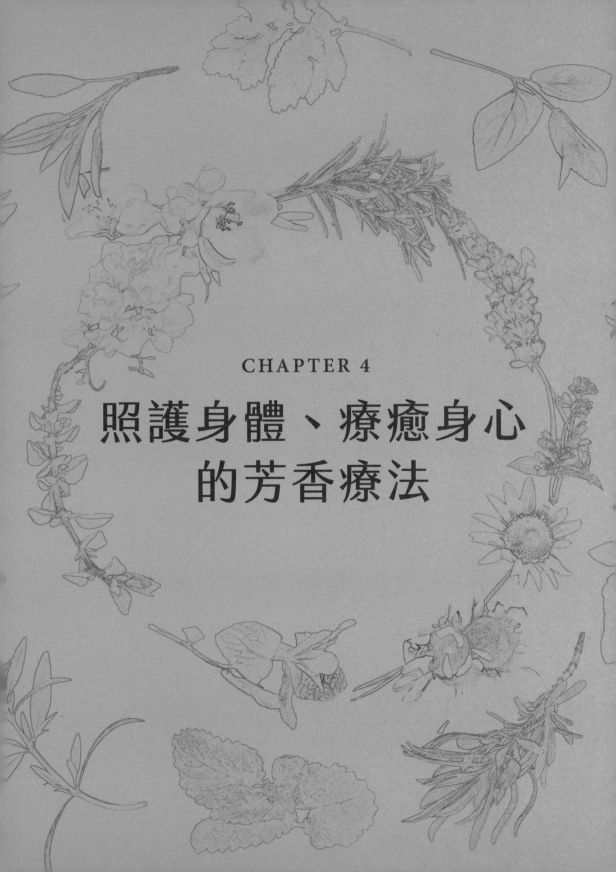

CHAPTER 4

照護身體、療癒身心
的芳香療法

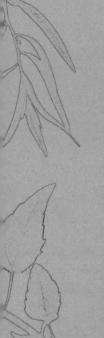

日日芳療，我的精油5寶

精油的種類非常多，前面介紹了適用於大多數人的23款基本精油，不過如果是剛接觸精油領域的芳療新手，或是預算有限時，我通常會建議大家可以從五種精油入手，我稱它們爲「精油5寶」。

這「精油5寶」分別是：茶樹、薄荷、甜橙、薰衣草、尤加利，也是我每天幾乎都會使用的精油。每當我到各地出差、旅行，無法攜帶太多瓶瓶罐罐的時候，我就會帶上這五支精油，足以滿足我大多時候的需求，相信也可以解決一般人的日常困擾。

1、茶樹

茶樹精油可說是陪伴我每天日常的精油，早上起床會用它來刷牙漱口，遇到長針眼、婦科問題時，用它來抗菌。在 Covid-19 疫情期間，我更是每天都會使用它，利用賞香儀擴出精油分子，淨化空氣。

茶樹精油也幫助我和孩子之間建造了一座橋樑。青春期的孩子皮脂分

泌旺盛，臉部、背部容易長青春痘，透過茶樹精油的輕柔安撫，讓孩子的痘痘問題得以舒緩，也在這樣的互動下，拉近與他們的距離。

2、薄荷

我與薄荷精油的第一次相遇是關於生命的奇蹟。記得十幾年前，和朋友們一同前往佛光山，天氣晴朗帶點炎熱，途中朋友的孩子突然癲癇症病發，臉色急速發紫，四肢不斷地抽動，我們馬上請同行友人協助叫救護車，並著急詢問附近是否有醫護資源。儘管我們反應再迅速，也不及我們對孩子性命安全感到焦急的心，大家的心情如同熱鍋上的螞蟻，眼見孩子粉嫩的膚色逐漸轉變成血紫色，同行友人直覺的拿出薄荷精油讓孩子嗅吸並擦拭，隨後孩子竟明顯和緩下來並嚎啕大哭。後來才知道原來薄荷有快速暢通的特性，直接舒暢了腦門神經系統。當時的我們抱著孩子，心中無比感恩，感謝大地時時刻刻的照護與恩典。

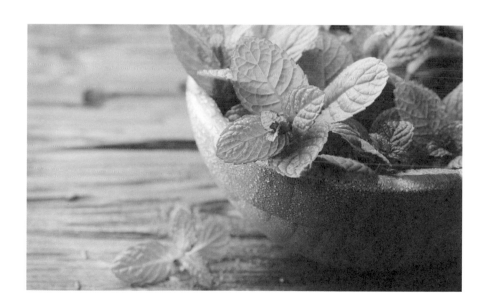

3、甜橙

每當我想要暫時脫離市井喧囂時，第一個會想到的就是甜橙精油。

甜橙精油是一款能量爆棚、個性活潑的精油。每當輕輕一聞，我就會想起兒時的記憶。甜橙的氣味會讓人想起小時候打著赤腳踩在鬆軟的土壤上、在種滿果樹的後花園奔跑，這種與大自然親密的接觸時光，也會把我帶回了原始初衷。

每當被四面八方的訊息沖刷，感到資訊疲勞時，我就會拿起甜橙精油，它有如陰冷冬日裡的太陽，可以為身心補充維他命 C，讓能量從心底開始滋養。

4、薰衣草

一開始認識薰衣草精油，是我在產房待產的時候。懷孕期間身體會釋放黃體素和雌激素，荷爾蒙分泌過多會影響情緒的波動，容易陷入恐懼、焦慮、情緒起伏大等。為了不讓肚子裡的寶寶受到我情緒上的牽引，我開始接觸薰衣草精油。

薰衣草精油細緻柔和的能量，讓我勇敢相信自己可以克服接下來的未知，全心承接母親這個角色，全意迎接寶貝的降臨。薰衣草被喻為大地的母親，為人母親的我深有同感，這樣渾厚的能量，確實緊緊連接著我和我的寶貝女兒。

澳洲有許多醫院直接使用薰衣草精油處理術後癒合、燒燙傷等問題，具有平衡中樞神經、促進新陳代謝等效果。薰衣草精油適合各種膚質，若有產後、經痛時，利用它做下背按摩，則能舒緩不適感。

佈滿酯類的薰衣草，總能安撫我白天煩躁的心神，減少憤怒及疲憊感。

5、尤加利

尤加利精油是我最喜歡的味道之一，這是一支對呼吸道非常有幫助的精油，與茶樹同樣是我生活中必備的精油。

每當在季節轉換，或是空氣品質較差時，總是會帶來一些小咳嗽及鼻涕，在症狀變嚴重之前，我會使用尤加利嗅吸，並利用手上剩餘的精華，輕柔點在人中及按摩脖子，睡前則會使用棉花棒輕點在鼻腔內，並戴上口罩入睡，完全杜絕外在的刺激物，封存大自然的能量於呼吸道。說來也神奇，阻絕病菌於呼吸道後，人體發炎的現象便逐漸減少了。

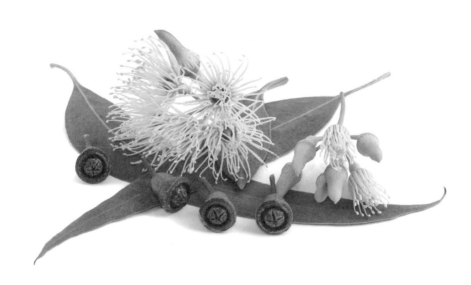

167

精油的日常萬用技巧

精油除了可以應用在調理身心健康上，還可以全面應用在日常生活中，實用性高、應用廣泛，非常鼓勵大家可以善加利用這項大自然給予的珍貴禮物。

給姐姐妹妹的保養提醒

我永遠記得人生中第一次泌尿道感染，那一陣子很忙很累，又是炎熱夏季，一整天都沒有上廁所的我，到了晚上要去接小孩下課時，短短15 分鐘的路程，我就跑了 5 次廁所……。

在那以後，我就知道要多喝水、不能忍尿，平常會將茶樹精油滴在衛生紙上（折疊起來再擦拭私密部位，避免直接接觸肌膚），預防私密部位感染。

生理期間，在衛生紙上滴一滴薰衣草精油（同樣需將衛生紙折疊後再擦拭），就會有淡淡的香味又能達到抗菌除臭的效果。

用精油保養全身

若有痘疤的問題，我很建議大家在平日使用的化妝水中滴 1 滴茶樹精油，擦拭全臉。若想要讓膚色更為均勻透亮，可以在晚上使用的化妝水滴入半滴甜橙來擦臉（或是滴在精華液或面霜中，厚敷在臉上），擦完後臉會覺得有點刺刺的，記得要馬上關燈上床睡覺（避免光敏）。連續使用三天、再休息四天，你就會發現膚色變得比較透亮了！

泡澡可放鬆全身，尤其在寒冷冬日裡有助於促進循環。可以依照自己的需求，加入不同的精油泡澡，例如：

- **增加防禦力、呼吸保健**：茶樹、尤加利、綠花白千層。
- **安神安心、甜睡好眠**：薰衣草、檀木、苦橙葉。
- **嫩白彈潤美肌**：檀木、乳香、佛手柑、橙花原精、蠟菊原精。

如果有頭皮屑困擾，洗髮後，在頭皮噴上以純露＋ 4 滴茶樹精油調和而成的噴霧，輕輕按壓吸收後，吹乾頭皮髮絲。

你看！精油的應用，是不是從臉、頭皮到身體，全都照顧到了。

去除空間異味

不管是衣物上的霉味，還是空氣中的異味，環境裡如果飄散出讓人不舒服的味道，總會影響心情。利用精油可以快速消除空間裡的氣味，讓人心情愉悅。

- **去除空間異味**：將茶樹、尤加利、檸檬草精油以等比例加入賞香儀中擴香。
- **去霉味抗塵蟎**：將茶樹、尤加利精油滴在寢具上。

- **洗衣抗菌**：將茶樹或尤加利精油與洗衣精一起加入，清潔衣物。中水量加 1～2 滴精油、高水量加入 3～4 滴精油。

- **空瓶防蟲**：茶樹、尤加利、薰衣草、檸檬草精油等，使用完的空瓶，可以放在衣櫃、鞋櫃等地方，能防止黴味、臭味、蚊蟲。

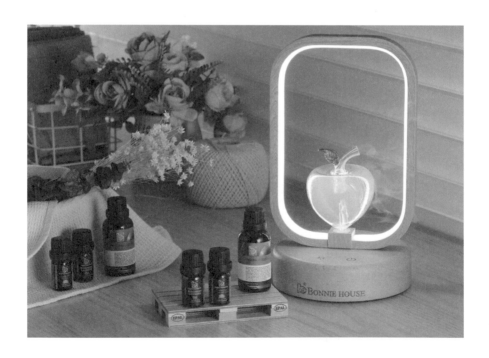

四季芳療，順應季節的身心照顧

我一直在推廣，希望大家多多認識精油、瞭解精油的特性，將精油運用在日常生活中。精油的使用是不分季節的，不過在不同季節裡，身心會因為氣候的改變而有所波動，像是季節交替產生的過敏，夏天容易心浮氣燥，冬天容易手腳冰冷等，透過精油的輔助，可以調節每個季節裡的身心變化。

春季的芳療照護 Spring

1、去除濕寒

春天是充滿生機、活力的開始，不過這時體內還殘有冬日裡的濕氣，利用精油按摩，去除體內濕寒、提升代謝。

○ 配方

廣藿香 ………1 滴

絲柏 ………1 滴

無香身體乳液 ……… 適量

● 使用方式

將 1 滴廣藿香精油＋ 1 滴絲柏精油，加入約 50 元硬幣大小的乳液中，按摩至吸收（可搭配第五章的按摩方式）。

2、提振精神

春天易有「春眠」現象，很多人會感到疲勞、嗜睡，透過精油來適應季節轉變，也能幫助提升專注力、記憶力，為新的一年開啟好的學習力。

○ 配方

迷迭香 ………… 1 滴

檸檬 ………… 1 滴

● 使用方式

將 1 滴迷迭香精油＋ 1 滴檸檬精油滴於掌心搓揉嗅吸。也可以滴於精油胸章或項鍊等飾品中，隨時吸收精油香氣。

3、改善臉部過敏

透過薰衣草修復肌膚的能力，幫助肌膚度過季節轉換的乾燥不適。

○ 配方

薰衣草 ………… 2 滴

橙花純露 ………… 100ml

● 使用方式

將 2 滴薰衣草精油加入橙花純露 100ml 中，噴灑在肌膚上。如無純露，也可用化妝水代替。

夏季的芳療照護 *Summer*

1、平穩身心

炎熱夏季裡容易心浮氣燥，透過嗅吸精油與茶飲，可穩定情緒，讓躁動的心情平靜下來。

○ 配方

薄荷 ⋯⋯⋯ 1 滴

雪松 ⋯⋯⋯ 1 滴

甜橙 ⋯⋯⋯ 1 滴

● 使用方式

將 1 滴薄荷精油＋1 滴雪松精油＋1 滴甜橙滴在手掌心，雙手搓熱後靠進鼻子深呼吸。

Tips: 也可以搭配薰衣草茶飲：將一袋薰衣草茶包放於杯內，沖入 500 ～ 600 cc 的熱開水，浸泡 3 ～ 5 分鐘或隨自己喜歡的濃度增減浸泡時間，取出茶袋包後即可飲用。

2、幫助消化

夏日容易食欲不振、消化不良，以精油按摩腹部，可緩解脹氣、舒緩腸胃不適。

○ 配方

甜橙 ⋯⋯⋯ 1 滴

薄荷 ⋯⋯⋯ 1 滴

聖約翰草油 ⋯⋯⋯ 適量

● 使用方式

將 1 滴甜橙精油＋1 滴薄荷精油加入約 50 元硬幣大小的聖約翰草油中（也可用其他基底油），按摩肚子至吸收。

3、美白抗痘

夏日紫外線強烈，需特別加強臉部保養，可淡化斑點、讓肌膚更加透亮。

○ 配方

茶樹 ……… 1 滴
檸檬 ……… 1 滴
橙花原精 ……… 5ml

● 使用方式

將 1 滴茶樹精油＋1 滴檸檬精油加入 5ml 橙花原精中，輕輕塗抹在全臉肌膚上（請務必關燈，勿再接觸光照）。如無橙花原精，也可使用臉部乳霜，約 50 元硬幣大小的量替代。

4、中暑

夏日炎熱高溫，如果水分補充不夠，或是常進出冷氣房，就容易中暑，中暑時善用薄荷精油、尤加利精油，能夠帶來及時舒緩。

○ 配方

- 嗅吸：薄荷精油或尤加利精油 1 滴。
- 冷敷：薄荷精油或尤加利精油 2 滴。
- 噴霧：100cc 水＋4 滴薄荷精油。

● 使用方式

- 嗅吸：精油滴於掌心搓熱後罩住口鼻深呼吸。

- 冷敷：冷水浸濕毛巾，擰乾後於毛巾上滴上精油，冷敷在額頭或頸部周圍手足等部位。

- 噴霧：將水與薄荷精油裝入玻璃噴霧瓶中，使用前搖一搖，再噴灑於全身各處肌膚（避開眼睛等敏感部位）。

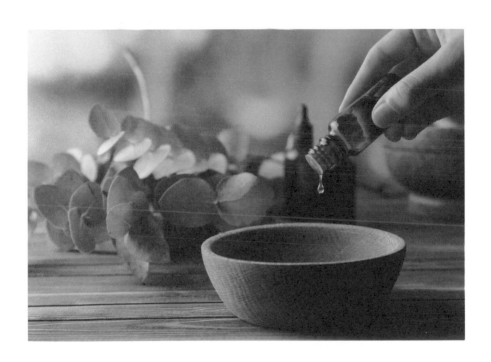

秋季的芳療照護 *Autumn*

1、調養呼吸道

秋天因氣溫下降、空氣較為乾燥，容易讓呼吸道產生不適，透過精油嗅吸與泡澡，緩解過敏的呼吸道並預防感冒。

○ 配方

尤加利 ⋯⋯⋯ 1 滴

雪松 ⋯⋯⋯ 1 滴

● 使用方式

1 滴尤加利精油＋1 滴雪松精油在手掌心，雙手搓熱後靠進鼻子深呼吸。

Tips: 也可將 6 滴尤加利精油＋6 滴雪松精油＋1 匙生機海鹽加入 40 公升溫熱水，泡澡 15 ～ 20 分鐘。

2、安撫心靈

秋天因天氣轉涼、日照變短，有些人容易感到沮喪、心情不佳，可透過精油嗅吸來安住心靈。

○ 配方

薰衣草 ⋯⋯⋯ 1 滴

苦橙葉 ⋯⋯⋯ 1 滴

● 使用方式

將 1 滴薰衣草精油＋1 滴苦橙葉精油滴於掌心搓揉嗅吸。也可以滴於精油胸章或項鍊等飾品中，隨時吸收精油香氣。

3、頭皮養護

有些人容易有季節性掉髮困擾，或因空氣變乾燥，頭髮容易毛燥、斷裂，透過精油洗髮，調理頭皮油脂，養護髮質。

○ 配方

迷迭香 ………… 1 滴

雪松 ………… 1 滴

洗髮精 ………… 適量

● 使用方式

將 1 滴迷迭香精油＋ 1 滴雪松精油加入約 50 元硬幣大小的洗髮精中，按摩頭皮後洗淨。

4、身體肌膚乾癢／濕疹

秋天隨著天氣轉涼，空氣也變得乾燥，許多人的皮膚容易有脫皮、發癢的症狀，可以塗抹精油來改善。

○ 配方

薰衣草 ………… 10 滴

茶樹 ………… 5 滴

薄荷 ………… 5 滴

荷荷芭油 ………… 20ml

● 使用方式

將三種精油加入荷荷芭油中調和均勻，擦拭乾癢處。

冬季的芳療照護 *Winter*

1、冬季暖身

冬天因氣溫低，容易導致身體循環不佳、下肢重重的，透過精油按摩腿部，促進新陳代謝。

○ 配方

天竺葵 ……… 4 滴

葡萄柚 ……… 4 滴

廣藿香 ……… 4 滴

杜松果 ……… 4 滴

薑 ……… 4 滴

甜杏仁油 ……… 20ml

● 使用方式

將配方中所有精油與甜杏仁油（也可以選用其他基底油）調和均勻，按摩全身或手足至吸收。可以特別加強按摩下肢（按摩方式請見第五章「腿部按摩」）。

Tips: 將上述精油用於熱敷、泡澡、泡腳，也有助於促進循環。

2、提振精神

濕冷的冬季裡，容易感到萎靡不振、做什麼事都提不起勁來，透過精油按摩頭部，可以提神醒腦，讓思緒清晰，更有行動力。

○ 配方

尤加利 ……… 1 滴

黑胡椒 ……… 1 滴

甜馬鬱蘭 ………… 1 滴
聖約翰草油 ………… 適量

● 使用方式

將配方中所有精油與約 50 元硬幣大小的聖約翰草油（也可以選用其他基底油）調和均勻，按摩頭部太陽穴、後頸部（按摩方式可參考第五章「頭部按摩」）。

3、改善浮腫

隨著冬天的氣溫下降，許多人的活動力也跟著減少，加上喝水量減少、常喝熱湯火鍋等，都容易造成身體浮腫，透過精油按摩可提升代謝力，改善水腫。

○ 配方

葡萄柚 ………… 1 滴
雪松 ………… 1 滴
絲柏 ………… 1 滴
金盞花油 ………… 適量

● 使用方式

將配方中所有精油與約 50 元硬幣大小的金盞花油（也可以選用其他基底油）調和均勻，進行全身按摩（按摩方式可參考第五章）。

YOYO 老師的瘦身配方

我會視 BMI 的數值，調整精油濃度與配方，並按摩全身。

BM > 30，調整體內乳酸

- 基底油：金盞花油 30ml
- 精油：迷迭香＋薄荷＋葡萄柚＋羅勒＋乳香各 10 滴

Tips: 使用較高濃度配方時，請務必測試是否會有過敏現象，及留意自我身體狀況反應，建議高濃度比例不可連續使用超過六個月。

30 < BMI > 25，調整體內循環

- 基底油：甜杏仁油或荷荷芭油 30ml
- 精油：雪松＋甜橙＋檸檬＋迷迭香＋薄荷＋絲柏＋沒藥各 5 滴

Tips: 相較於前，已降低精油濃度，但濃度仍高於一般建議濃度 5%，請做過敏源測試及留意自我身體反應，建議高濃度比例不可連續使用超過六個月。

25 < BMI > 22，調整荷爾蒙

- 基底油：山茶花 30ml
- 精油：依蘭依蘭＋廣藿香＋薰衣草＋佛手柑＋檀木各 5 滴，及 2 滴玫瑰精油

Tips: 以適當的濃度配方進行按摩。

解決常見問題的精油配方

日常生活裡偶爾會因爲工作忙碌、作息不正常、壓力大、運動過度等，產生一些身心小症狀，這時很適合運用手邊的精油，替身心找到緩解出口。每一滴精油都蘊含著大自然的精華，可以溫和地爲身心帶來支持與改善。

不過我也一再提醒，精油僅能作爲輔助效果，如有症狀仍應遵循正規治療，切勿依賴精油，並謹慎運用。

日常症狀

1、便祕

透過精油可促進腸道蠕動、緩解腸胃不適。平常有便祕困擾的人，可以多用此配方按摩腹部。

○ 配方

迷迭香 ……… 5 滴

薄荷 ……… 5 滴

檸檬 ……… 4 滴

葡萄柚 ……… 4 滴

薑 ……… 2 滴

山茶花油 ……… 20ml

● 使用方式

將配方中所有精油與山茶花油（也可以選用其他基底油）調和均勻，以順時針方向稍微用力按摩腹部（按摩方式可參考第五章），反覆 10 次。

2、脹氣

相信很多人小時候都有這樣的經驗，每當肚子覺得脹脹的、不舒服時，長輩就會在肚子抹上涼涼的薄荷產品，過了一陣子，放出屁後，脹氣狀況就解除了。這就是薄荷最被廣為人知的效用，能夠放鬆腸道肌肉，幫助氣體通過。

○ 配方

薄荷 ……… 3 滴

荷荷芭油 ……… 適量

● 使用方式

將薄荷精油加入荷荷芭油（也可以選用其他基底油）中調和均勻，直接輕撫按摩脹氣處。

3、經痛

大多女性朋友都有經痛的經驗，建議家中可以常備這幾支精油，在經期不適時加以按摩，緩解症狀。

○ 配方

薰衣草 ……… 1 滴
依蘭依蘭 ……… 1 滴
雪松 ……… 1 滴
山茶花油 ……… 適量

● 使用方式

將配方中所有精油與約 50 元硬幣大小的山茶花油（也可以選用其他基底油）調和均勻，按摩腹部及後腰椎處。

4、脂漏性皮膚炎

脂漏性皮膚炎常出現於頭皮、臉部、胸部、背部等局部部位，往往令人困擾。精油可以提供一些舒緩改善效果。

○ 配方

茶樹 ……… 1 滴
薄荷 ……… 1 滴
無香精乳液或沐浴乳 ……… 適量

● 使用方式

將配方中所有精油加入乳液中擦拭患部，或是加在沐浴乳中清潔。

5、頭痛

很多人有習慣性頭痛,或是常常莫名地感到頭痛、頭脹,以迷迭香和薄荷精油按摩頭部穴道,可緩解不適症狀。

○ 配方

迷迭香 ……… 1 滴

薄荷 ……… 1 滴

● 使用方式

將迷迭香、薄荷精油混合搓熱,按壓太陽穴、風池穴、百會穴(按摩方式可參考第五章)。

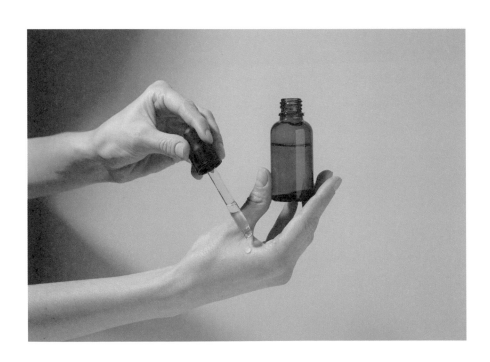

身體酸痛

1、退化性關節炎

退化性關節炎是一種慢性的關節疾病，通常伴隨著關節軟骨的磨損和損傷。透過精油可以提供一些舒緩，但應謹慎使用，並且不能替代正規的醫學治療。

○ 配方

雪松 ………… 1 滴
冬青 ………… 1 滴
薄荷 ………… 1 滴
薰衣草 ………… 1 滴
杜松果 ………… 1 滴
迷迭香 ………… 1 滴
檸檬草 ………… 1 滴
聖約翰草油 ………… 適量

● 使用方式

將配方中所有精油與約 50 元硬幣大小的聖約翰草油（也可以選用其他基底油）調和均勻，按摩不舒服之處。

2、媽媽手

「媽媽手」指的是「狹窄性肌腱滑膜炎」，因常出現在 30 ～ 50 的女性身上，故得其名。大多與日常生活中長期不正確施力，或是反覆用力過度有關，像是洗衣服、扭毛巾等動作。

○ 配方

冬青 ………… 2 滴

薄荷 ········· 2 滴

薰衣草 ········· 2 滴

甜馬鬱蘭 ········· 2 滴

快樂鼠尾草 ········· 2 滴

金盞花油 ········· 10ml

● 使用方式

將配方中所有精油與金盞花油（也可以選用其他基底油）調和均勻，按摩不舒服之處。

Tips 1: 冬青精油含有高濃度水楊酸甲酯，血友病患者及服用抗凝血劑患者請避免使用。

3、抽筋

面對突如其來的抽筋，可以用精油配方來緩解，快速消除不適症狀。

○ 配方

乳香 ········· 1 滴

沒藥 ········· 1 滴

檀木 ········· 1 滴

金盞花油 ········· 適量

● 使用方式

將配方中所有精油與約 50 元硬幣大小的金盞花油（也可以選用其他基底油）調和均勻，按摩抽筋之處。

Tips 1: 可將乳香、沒藥、檀木各 1 滴，滴入熱水中，再以熱毛巾熱敷。

Tips 2: 也可將乳香、沒藥、檀木各 3 ～ 5 滴，滴入 40 ～ 50 度的熱水中泡澡緩解。

情緒壓力

1、焦慮憂鬱

現代人生活步調快、課業事業壓力大，往往都有情緒方面的困擾，面對焦慮憂鬱找上門時，以精油來緩和身心壓力，是一種很好的調解方式，推薦每個人都可以試試看。

○ 配方

薰衣草 ········· 4 滴

乳香 ········· 2 滴

檀木 ········· 1 滴

甜馬鬱蘭 ········· 1 滴

甜橙 ········· 1 滴

● 使用方式

將配方中所有精油滴於掌心並搓熱，放於鼻前嗅吸。

2、失眠

透過這幾支精油可以緩和緊繃、焦慮、壓力等各種身心狀況引起的失眠。

○ 配方

柑橘類精油（佛手柑、甜橙、檸檬、葡萄柚）········· 2 滴

真正薰衣草 ········· 2 滴

乳香 ········· 2 滴

花類精油（依蘭依蘭、玫瑰精油）········· 1 滴

檀木精油 ········· 1 滴

● 使用方式

將所有精油滴入 40 ～ 50 度的熱水中，於睡前進行泡澡。

Tips 1: 將配方中所有精油與 10ml 金盞花柚（也可以選用其他基底油）調和均勻，按摩胸前和肩頸。

Tips 2: 將配方中所有精油放入賞香儀，以嗅吸的方式來調整和修復、舒緩自律神經失調型的失眠症狀。

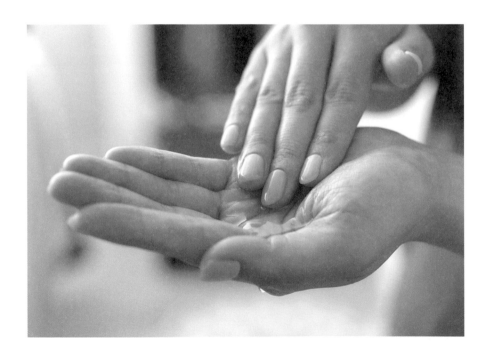

懷孕照護

孕期的精油使用注意事項

建議懷孕初期 (1～6個月) 先不使用精油產品。

若曾經流產，建議整個孕期先停用精油。

整個孕期都需停用的精油種類：羅勒、樺木、雪松、快樂鼠尾草、絲柏、天竺葵、牛膝草、茉莉、杜松、馬鬱蘭、沒藥、肉荳蔻、薄荷、迷迭香、龍艾、百里香。此外，洋甘菊、天竺葵、薰衣草、玫瑰，這類精油都有些雌激素的作用，濃度高的情況下較易引起初期的流血或先兆性流產。

原精類產品屬花類，濃度較高的產品建議 7 個月後稀釋使用。

按摩精油類於 7 個用後諮詢專業芳療師，挑選合適的種類使用。

精油濃度

欲調配濃度 1% 的精油含量，容量 50ml 的按摩油，可準備 1 個深色玻璃瓶，內裝 50ml 基礎油或乳液，精油計算為：（50ml X 1%）X 20 ＝需添加 10 滴純精油至 50ml 基礎油或乳液中，搖晃均勻混合後即可局部按摩使用。

懷孕 7 個月後的使用方式

為了預防感冒或肌膚因敏感出現疹子現象時，可以和主治醫生及專業芳療師討論後，將精油稀釋成合宜的濃度，輔助搭配使用，建議稀釋成 1～2% 低劑量的濃度局部使用，並避開胸部、腹部、私密處，小

面積的以點、按的方式使用。

可以 1 滴精油滴在腳底，或是 2 ～ 3 滴精油添加至浴缸內混合均勻後泡澡。

1、緩解孕吐

為舒緩孕吐和保持愉快的心情，整個孕期可於空氣流通的房間，以賞香儀擴香柑橘類精油（檸檬精油、甜橙精油、葡萄柚精油、佛手柑精油）。

2、改善妊娠紋

妊娠紋、生長紋、肥胖紋於醫學或芳療上皆無法完全消除，僅能淡化，建議還是從預防方面來著手才是最佳的方式喔！

○ 配方

軟化、改善暗沉、淡化色素：柑橘類精油 ………… 各 2 滴
撫平皺褶、改善乾燥：乳香精油、檀木精油 ………… 各 2 滴
促進循環、緊緻作用：絲柏精油、雪松精油 ………… 各 2 滴
山茶花油 ………… 30ml

● 使用方式

依照想改善的重點選擇適合的精油，將精油與山茶花油（也可以選用其他基底油）調和均勻，大範圍塗抹在肚皮、側腰、臀部及大腿處，以手心溫度，由下而上均勻塗抹，最後按摩至完全吸收。

毛小孩可以用精油嗎？

很多人會問，毛小孩也可以使用精油嗎？答案是可以，但是我們要安全地使用，使用時的原則，就是要看毛小孩的反應，如果不排斥，或是感覺很喜歡，再加以使用。

建議精油

茶樹、薰衣草、檸檬、甜橙、苦橙葉、玫瑰天竺葵、乳香、沒藥。但是貓咪請勿使用柑橘類精油（甜橙、檸檬、葡萄柚、佛手柑等）。

使用原則

1. 使用前，請先諮詢獸醫。
2. 寵物和小孩的體重較輕、代謝較慢，請勿直接將精油塗抹於身上，可用基底油或乳液稀釋，或加入洗毛精、沐浴露一起使用。
3. 使用精油薰香空間時，請開門窗，保持通風。
4. 使用時留意寵物的反應，若毛小孩逃避、不喜愛氣味，則不要勉強。

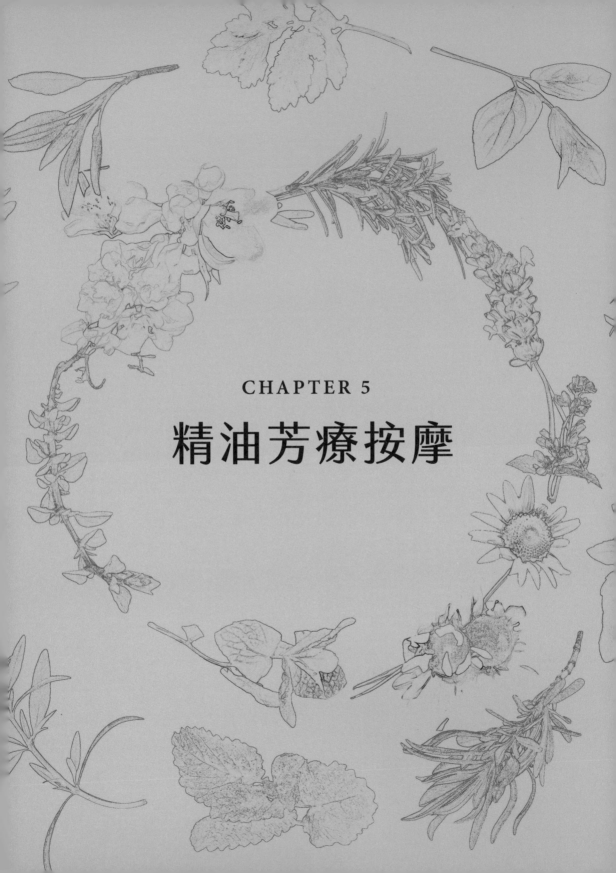

CHAPTER 5

精油芳療按摩

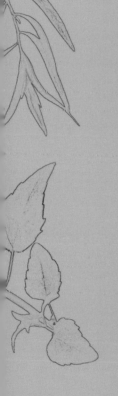

調和專屬的按摩精油

精油的分子極小，因此有很強的滲透力，能夠迅速被肌膚吸收，並深入皮膚組織到達全身血液、淋巴等循環系統，非常適合結合按摩，達到更深層且全面的效果。而且透過精油按摩，還能覺察自我，讓身心同時得到照顧。

不過要提醒的是，精油雖然爲自然物質，在體內作用後能被身體完全排出，但因爲屬於高濃度分子，超過一定用量和大面積使用於身體肌膚時，仍須注意會對肌膚造成敏感刺激性，一定要加入基底油或乳液稀釋再使用，才是安全的身體保養方式。

掌握精油濃度

使用前，我們要先了解精油使用於成人、嬰幼兒、孕婦及長者的安全用量，還有使用於不同的身體部位，用量也需要隨之調整。

爲大家整理了下列表格，作爲參考指引，當然你也可依照自己身心狀況調整。總之，安全又適合自己的精油用量，才能達到有效的日常保健。

濃度計算方式

（基底油總容量 × 濃度比例）×20 ＝可使用之精油滴數。舉例說明：

0.5% 濃度換算成滴數：（10×0.5%）×20 ＝ 1 滴

1% 濃度換算成滴數：（10×1%）×20 ＝ 2 滴

5% 濃度換算成滴數：（10×5%）×20 ＝ 10 滴

20 滴精油＝ 1ml（即 1 滴精油＝ 0.05ml）

安全濃度建議表

身體各部位	濃度比例	舉例
頭部	1% ～ 2%	頭部按摩：10ml 基底油＋ 2 ～ 4 滴精油
臉部	0.5% ～ 1%	臉部按摩：10ml 基底油＋ 1 ～ 2 滴精油
身體	1% ～ 5%	身體按摩：10ml 基底油＋ 2 ～ 10 滴精油
12 歲以下孩童 65 歲以上年長者、孕婦	0.5% ～ 1%	臉部按摩：建議 0.5% 濃度 10ml 基底油＋ 1 滴精油 身體按摩：建議 1% 濃度 10ml 基底油＋ 2 滴精油
6 歲以下嬰幼兒	0.025 ～ 0.5%	臉部按摩：建議只用基底油即可。 身體按摩：建議不要超過 0.5% 濃度 10ml 基底油＋最多 1 滴精油

精油濃度與使用基底油 / 乳液換算表

基底油或乳液容量		5ml	10ml	15ml	20ml	25ml	30ml	50ml
精油濃度	1%	1 滴	2 滴	3 滴	4 滴	5 滴	6 滴	10 滴
	1.5%	1.5 滴	3 滴	4.5 滴	6 滴	7.5 滴	9 滴	15 滴
	2%	2 滴	4 滴	6 滴	8 滴	10 滴	12 滴	20 滴
	2.5%	2.5 滴	5 滴	7.5 滴	10 滴	12.5 滴	15 滴	25 滴
	3%	3 滴	6 滴	9 滴	12 滴	15 滴	18 滴	30 滴
	4%	4 滴	8 滴	12 滴	16 滴	20 滴	24 滴	40 滴
	5%	5 滴	10 滴	15 滴	20 滴	25 滴	30 滴	50 滴

選擇適合配方

當我們使用精油按摩身體時，會發現在較為阻塞或氣血循環不通暢的部位，容易出現紅紅的現象，甚至有些專業芳療師透過精油輕撫按摩時，即可了解身體有那些部位呈現發炎狀態。

以下的「精油按摩配方表」，方便大家可依照自己的需求，利用手邊現有的精油、基底油或乳液，來調和配方，也希望大家透過本章節的按摩引導，讓精油發揮能量，進而與自己的身體進行對話。

適合部位	改善症狀	基礎油選擇	精油選擇	注意事項
身體	舒壓 / 安眠	椰子油、聖約翰草油、山茶花油、金盞花油、甜杏仁油、橄欖油、荷荷巴油	薰衣草、甜橙、甜馬鬱蘭、檀木、薄荷、佛手柑	
	腦壓過高		迷迭香、薄荷、乳香、甜馬鬱蘭	
	五十肩		薄荷、迷迭香、檀木、乳香、絲柏	
	消水腫 / 消脂		葡萄柚、黑胡椒、雪松、絲柏、佛手柑、甜馬鬱蘭	
	循環 / 手腳冰冷		薑、肉桂葉、雪松、絲柏	
	酸痛 / 發炎		尤加利、迷迭香、薰衣草、依蘭依蘭、天竺葵、快樂鼠尾草、檀木、乳香	
	豐胸		依蘭依蘭、乳香、玫瑰、葡萄柚、雪松	
	排毒		乳香、雪松、檀木、絲柏、天竺葵	

適合部位 / 對象	改善症狀	基礎油選擇	精油選擇	注意事項
臉部	美白舒壓	乳霜、荷荷巴油、甜杏仁油	檸檬、佛手柑、薰衣草、乳香、玫瑰、橙花	1. 不可接觸光燈。 2. 無光敏佛手柑可於白天使用。
	緊緻提拉		蠟菊、玫瑰天竺葵、檀木、玫瑰、乳香、薰衣草	
孕婦	水腫	荷荷巴油、甜杏仁油	葡萄柚、佛手柑、甜馬鬱蘭	1. 請勿按壓到鼠蹊部。 2. 以按摩腿部為主。 3. 避開肚子及胸部。
	酸痛		乳香、薑、甜橙	
嬰幼兒	舒壓 / 安眠	荷荷巴油、甜杏仁油	薰衣草、甜橙、甜馬鬱蘭、檀木	G 歲以下嬰幼兒,建議不要單獨使用薄荷精油,請添加其他精油一起稀釋使用。
	消化不良		薄荷、薰衣草、佛手柑、甜橙	

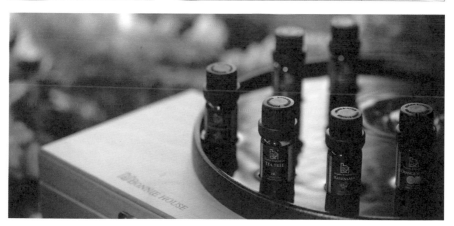

臉部按摩

STEP1 嗅吸

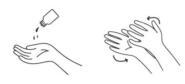

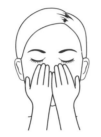

① 將精油滴於掌心，雙手來回
搓揉，溫熱精油，將雙手放
於鼻前，進行嗅吸。

STEP2 按摩穴道

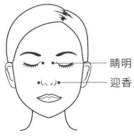

晴明
迎香

② 利用雙手指腹依序按壓晴明
穴、迎香穴。

STEP3 按摩頸部淋巴

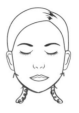

③ 利用手指先從頸部往臉部兩頰
方向，畫圈按摩向上。

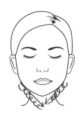

④ 再由臉部兩頰方向往頸部方
向，畫圈按摩向下。

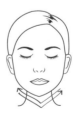

⑤ 從下巴位置往臉頰兩側上推
按摩。

198

STEP4 按摩局部

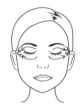

❻ 輕輕按摩眼部周圍。

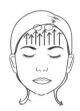

❼ 輕撫額頭,再沿著髮際線、順著臉部兩側帶到頸部。

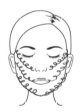

❽ 以小範圍畫圈方式,由內而外按摩。分別從鼻翼兩側至太陽穴、嘴角至耳前、下巴至耳下。

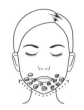

❾ 以指腹按壓下巴與嘴唇周圍,再拉提下巴。

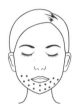

❿ 再以手指輕彈同樣部位。

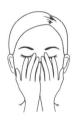

⓫ 以雙手安撫臉部並大口深呼吸。

199

頭部舒壓按摩

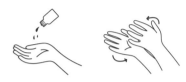

STEP1 嗅吸

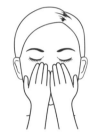

❶ 將精油滴於掌心，雙手來回搓揉，溫熱精油，將雙手放於鼻前，進行嗅吸。

STEP2 按摩穴道

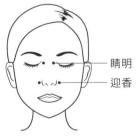

睛明

迎香

❷ 利用雙手指腹依序按壓睛明穴、迎香穴。

STEP3 按摩頭皮

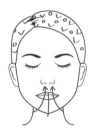

❸ 嗅吸精油後，再用指腹以抓揉的方式按摩頭皮。

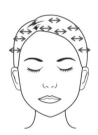

❹ 用指腹輕搓頭皮。

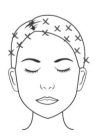

❺ 用手指輕敲頭皮。

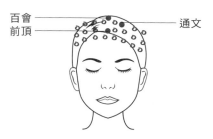

百會　　　　　通文
前頂

⑥ 輕輕按壓頭皮，並加強按摩
　 三個穴位：百會穴、通文穴、
　 前頂穴。

STEP4 按摩耳、頸

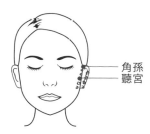

角孫
聽宮

⑦ 用手指搓揉耳前與耳後，並加
　 強按壓兩個穴位：角孫穴、聽
　 宮穴。

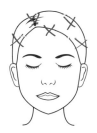

⑧ 雙手掌心服貼揉壓頭部。

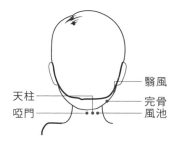

天柱　　　　　翳風
啞門　　　　　完骨
　　　　　　　風池

⑨ 再帶至頸部，按壓五個穴位：
　 啞門穴、天柱穴、風池穴、完
　 骨穴、翳風穴。

STEP5 深呼吸

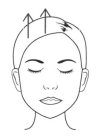

⑩ 輕輕將頭髮上拉，藉由微微
　 拉力按摩頭皮。

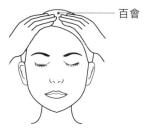

百會

⑪ 雙手平貼安撫頭頂百會穴，
　 並深呼吸。

手臂按摩

STEP1 嗅吸

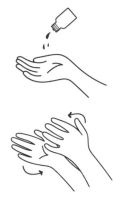

① 將精油滴於掌心,雙手來回搓揉,溫熱精油。

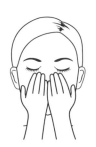

② 將雙手放於鼻前,進行嗅吸。

STEP2 按摩上胸與肩膀

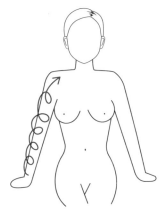

③ 以虎口輕握住手腕處,以旋轉的方式由下往上按摩,進行三次。

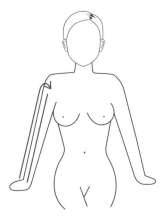

④ 以虎口輕握手臂上方,由上往下滑拉,進行五次。

STEP3 畫圈指壓按摩

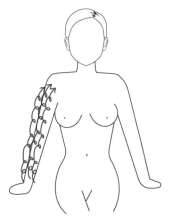

❺ 用指腹由手腕往手臂方向畫圈按摩，進行五次。

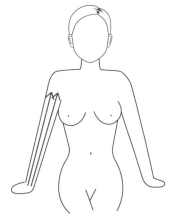

❼ 以虎口輕握手臂上方，由下往上滑拉，進行五次。

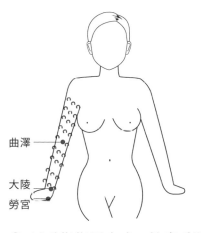

曲澤

大陵
勞宮

❻ 以手指指壓方式，按摩手臂正面及兩側，並加強按壓三個穴位：曲澤穴、大陵穴、勞宮穴（位於掌心）。

203

肩頸舒壓按摩

STEP1 嗅吸

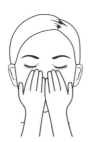

❶ 將精油滴於掌心，雙手來回
搓揉，溫熱精油，將雙手放
於鼻前，進行嗅吸。

STEP2 按摩上胸與肩膀

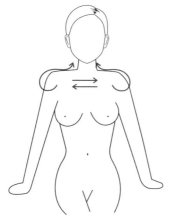

❷ 用雙手手指從上胸部的中心
處，往左右兩側滑拉，沿著
肩膀帶至後頸處，進行五次。

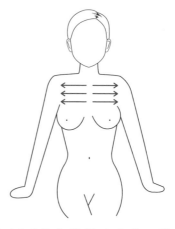

❸ 用手指指腹按摩上胸，從中
間往兩側拉滑開來，進行五
次。

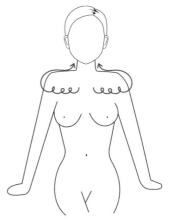

❹ 用指腹以螺旋方式按摩上
胸，沿著肩膀帶至後頸處，
進行五次。

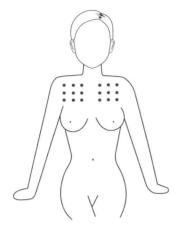

❺ 以雙手食指、中指、無名指，
　指壓按摩上胸，進行五次。

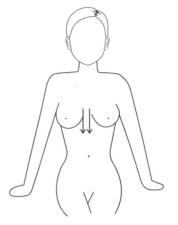

❼ 以一隻手按摩胸部中間，由
　上往下按摩，進行五次。

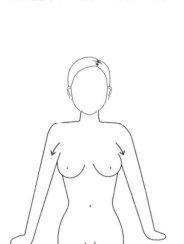

❻ 以大拇指按壓胸部兩側，由
　上往下按摩，進行五次。

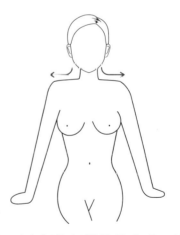

❽ 用大拇指以滑拉的方式，按
　摩肩膀。

STEP3 按摩頸部與肩膀後側

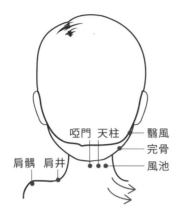

⑨ 用大拇指指腹按壓七個穴位：
啞門穴、天柱穴、風池穴、
完骨穴、翳風穴、肩井、肩
髃穴。

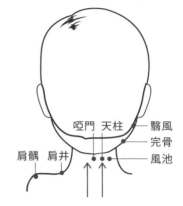

⑪ 雙手手指交疊，按摩風池穴、
肩井穴，進行五次。

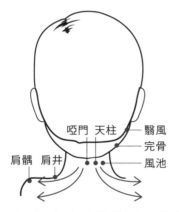

⑩ 從風池穴往肩膀外側滑推按
摩，進行五次。

腹部按摩

STEP1 嗅吸

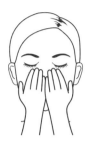

❶ 將精油滴於掌心，雙手來回搓揉，溫熱精油，將雙手放於鼻前，進行嗅吸。

STEP2 畫圓按摩

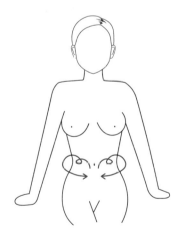

❷ 雙手以畫愛心的方式，按摩腹部

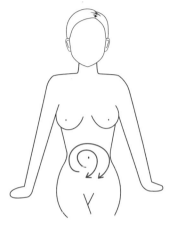

❸ 雙手以交替方式，用順時針方向畫圓按摩腹部。

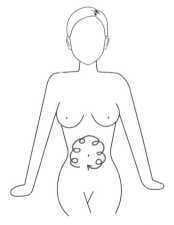

❹ 雙手交疊，以順時針方向進行大面積的螺旋按摩。

STEP3 推壓按摩

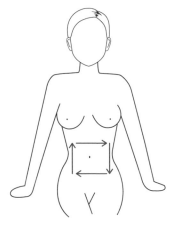

⑤ 雙手交疊,以正方形方向推壓按壓腹部。

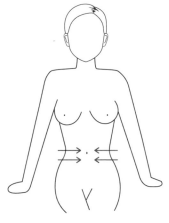

⑦ 雙手放於腰兩側,由外往內滑動按摩。

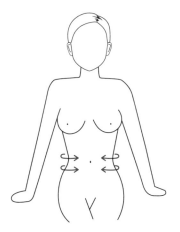

⑥ 雙手虎口放於腰兩側,邊捏邊往內側滑動,進行五次。

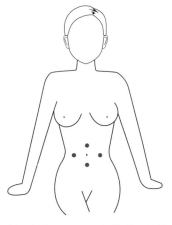

⑧ 雙手交疊,以中指指腹按壓肚臍上、下、左、右四個點。

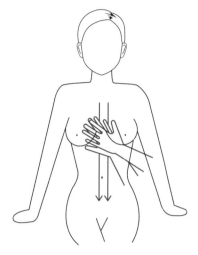

❾ 雙手交疊,從胸口下滑至腹部,下滑時搭配大口吐氣。

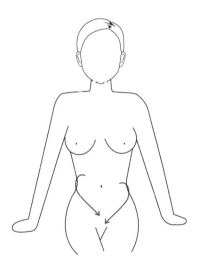

❿ 雙手從後腰滑至鼠蹊處,進行五次。

209

腿部按摩

STEP1 嗅吸

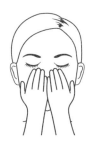

❶ 將精油滴於掌心,雙手來回
搓揉,溫熱精油,將雙手放
於鼻前,進行嗅吸。

STEP2 大面積按摩

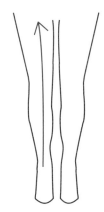

❷ 用雙手由腳踝往大腿輕輕按
摩,進行五次。

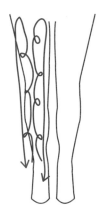

❸ 用手掌以螺旋方式,從腳踝
往大腿方向按摩,進行五次。

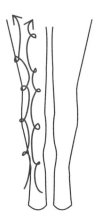

❹ 再用大拇指以螺旋方式,從
腳踝往大腿方向按摩,進行
五次。

STEP3 小面積按摩

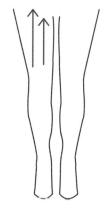

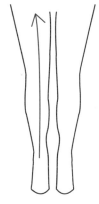

⑤ 用拳頭由下往上滑動按摩，
進行十次。

⑦ 用掌心以輕輕撫觸的方式，
由腳踝往大腿按摩，進行五
次。

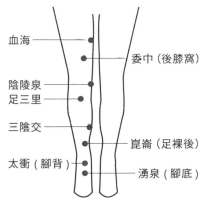

血海
委中（後膝窩）
陰陵泉
足三里
三陰交
崑崙（足裸後）
太衝（腳背）
湧泉（腳底）

⑥ 以指腹按壓腿部，並加強幾
個重要穴位。

胸部按摩

STEP1 嗅吸

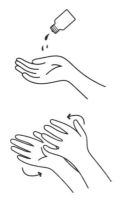

① 將精油滴於掌心，雙手來回
搓揉，溫熱精油。

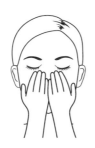

② 將雙手放於鼻前，進行嗅吸。

STEP2 大面積按摩

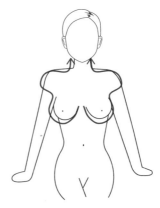

③ 雙手指腹置於胸口中間，沿
著乳房下緣帶至兩側肩頸，
進行五次。

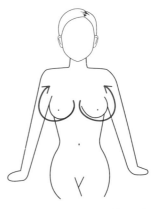

④ 先按一側。雙手交替從胸口沿
著乳房滑動半圈，進行五次。
按完再以同樣方式按另一邊。

STEP3 小面積按摩

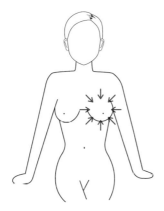

❺ 用指腹由外往內按摩。

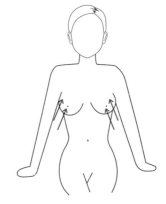

❼ 由下往上,以指腹按摩乳房
外側及腋下,一邊五次。

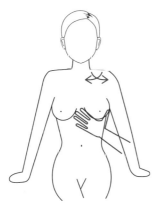

❻ 一手拖住乳房下緣,一手按摩
鎖骨下方及上胸。以同樣方式
按摩另一邊。

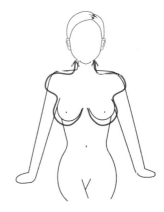

❽ 最後回到步驟 3,沿著乳房下
緣帶至兩側肩頸,進行五次。

參考資料

茶樹精油

茶樹精油富含豐富的萜品烯 -4- 醇、桉油醇（註 1），可作爲強大的抗菌（註 2）、抗氧化、抗病毒（註 3）和殺蟎的天然工具，有效改善皮膚系統和黏膜感染（註 4），如癬子、膿腫和甲癬具有抑菌和殺菌特性；根據研究發現，茶樹精油可破壞細菌與病毒，使之失去活性，預防有害的細菌與病毒入侵人體，提高免疫系統功能，預防身體疾病的產生（註 5）。

1. Puva a, N., abarkapa, I., Petrovi , A., Bursi , V., Prodanovi , R., Soleša, D., & Levi , J. （2019）. Tea tree （Melaleuca alternifolia） and its essential oil: Antimicrobial, antioxidant and acaricidal effects in poultry production. World's Poultry Science Journal, 75 （2）, 235-246. https://doi.org/10.1017/s0043933919000229

2. D'Arrigo, M., Ginestra, G., Mandalari, G., Furneri, P., & Bisignano, G. （2010）. Synergism and postantibiotic effect of tobramycin and Melaleuca alternifolia （tea tree） oil against staphylococcus aureus and escherichia coli. Phytomedicine, 17 （5）, 317-322. https://doi.org/10.1016/j.phymed.2009.07.008

3. Da Silva, J. K., Figueiredo, P. L., Byler, K. G., & Setzer, W. N. （2020）. Essential oils as antiviral agents, potential of essential oils to treat SARS-Cov-2 infection: An in-silico investigation. International Journal of Molecular Sciences, 21 （10）, 3426. https://doi.org/10.3390/ijms21103426

4. Hammer, K. A., Carson, C. F., & Riley, T. V. （1996）. Susceptibility of transient and commensal skin flora to the essential oil of Melaleuca alternifolia （tea tree oil）. American Journal of Infection Control, 24 （3）, 186-189. https://doi.org/10.1016/s0196-6553 （96） 90011-5

5. Golab, M., Burdzenia, O., Majewski, P., & Skwarlo-Sonta, K. （2005）. Tea tree oil inhalations modify immunity in mice. Journal of Applied Biomedicine, 3 （2）, 101-108. https://doi.org/10.32725/jab.2005.012

尤加利精油

實驗結果顯示，尤加利精油具有抗病毒作用，對抑制流感病毒的效果顯著（註 1）；主要源自於尤加利精油主要分子中的 1-8 桉油醇、α- 蒎烯，研究發現嗅吸尤加利精油，可大幅減少咳嗽次數及痰液量，緩解呼吸系統方面的感染症狀（註 2）；尤加利精油仍有抗發炎作用，增強免疫能力，減少呼吸道的氣喘發作（註 3）。

1. Pyankov, O. V., Usachev, E. V., Pyankova, O., & Agranovski, I. E. （2012）. Inactivation of

airborne influenza virus by tea tree and eucalyptus oils. *Aerosol Science and Technology, 46*（12）, 1295-1302. https://doi.org/10.1080/02786826.2012.708948

2. Brown, S. K., Garver, W. S., & Orlando, R. A. （2017）. *1,8-cineole: An Underappreciated anti-inflammatory therapeutic. Journal of Biomolecular Research & Therapeutics, 06*（01）. https://doi.org/10.4172/2167-7956.1000154

3. JUERGENS, U., DETHLEFSEN, U., STEINKAMP, G., GILLISSEN, A., REPGES, R., & VETTER, H. （2003）. *Anti-inflammatory activity of 1,8-cineol（eucalyptol）in bronchial asthma: A double-blind placebo-controlled trial. Respiratory Medicine, 97*（3）, 250-256. https://doi.org/10.1053/rmed.2003.1432

薄荷精油

薄荷精油中的薄荷醇、薄荷酮有助於緩解消化系統症狀，如腸胃脹氣、噁心感、腹瀉、消化不良，腸躁症等（註 1）。不僅腸胃系統，薄荷精油同時能舒緩骨骼肌肉系統問題，如關節炎及肌肉疼痛以及大腦神經性疼痛，進而對情緒、感官、行走能力皆可有效改善，是植物界的最佳止痛藥（註 2）。

1   Herro, E., & Jacob, S. E. （2010）. *Mentha piperita（Peppermint）. Dermatitis, 21*（6）, 327-329. https://doi.org/10.2310/6620.2011.10080

2. Mahboubi, M. （2017）. *Mentha spicata as natural analgesia for treatment of pain in osteoarthritis patients. Complementary Therapies in Clinical Practice, 26,* 1-4. https://doi.org/10.1016/j.ctcp.2016.11.001

迷迭香精油

迷迭香精油中的 1,8- 桉油醇據研究發現，能有助於提升記憶力及專注力，使用後明顯感受記憶力及專注力增加。利用迷迭香精油的特性可以對認知能力產生客觀影響，也可以對情緒產生主觀影響（註 1）。甚至利用嗅吸迷迭香精油可以活化神經系統，增加腦部判斷、語言及協調能力，並讓人感到更正向、更有行動力（註 2）。迷迭香精油可作為天然的抗氧化劑，保護大腦，預防由血管生成引起的神經退行性疾病（註 3）。

1. MOSS, M., COOK, J., WESNES, K., & DUCKETT, P. （2003）. *Aromas of Rosemary and Lavender essential oils differentially affect cognition and mood in healthy adults. International Journal of Neuroscience, 113*（1）, 15-38. https://doi.org/10.1080/00207450390161903

2. Sayorwan, W. （2013）. *Effects of inhaled Rosemary oil on subjective feelings and activities of the nervous system. Scientia Pharmaceutica, 81*（2）, 531-542. https://doi.org/10.3797/scipharm.1209-05

3. Sasaki, K., Ferdousi, F., Fukumitsu, S., Kuwata, H., & Isoda, H. （2021）. *Antidepressant-and anxiolytic-like activities of Rosmarinus officinalis extract in rodent models: Involvement of oxytocinergic system. Biomedicine & Pharmacotherapy, 144, 112291. https://doi.org/10.1016/j.biopha.2021.112291*

橙花精油

橙花精油的主要成分爲橙花醇、酯類、右旋檸檬烯、倍半萜酮，在抗自由基實驗中，發現橙花精油具有傑出的抗氧化能力；因其抗菌能力也強，橙花精油可作爲天然抗菌劑（註1）。橙花精油中的主要分子對皮膚系統也有明顯的助益，能有效避免黑色素形成、淡化皮膚斑點及改善暗沉（註2）。

1. Hsouna, A. B., Hamdi, N., Halima, N. B., & Abdelkafi, S. （2013）. *Characterization of essential oil from citrus aurantium L. Flowers: Antimicrobial and antioxidant activities. Journal of Oleo Science, 62*（10）, 763-772. https://doi.org/10.5650/jos.62.763

2. Lee, C., Nam, G., Bae, I., & Park, J. （2019）. *Whitening efficacy of ginsenoside F1 through inhibition of melanin transfer in cocultured human melanocytes–keratinocytes and three-dimensional human skin equivalent. Journal of Ginseng Research, 43*（2）, 300-304. https://doi.org/10.1016/j.jgr.2017.12.005

廣藿香精油

廣藿香精油具有調節體內雄性激素的分子——廣藿香醇、大根老鸛草烯、廣藿香酮，幫助維持生殖系統的健康（註1），廣藿香精油對皮膚系統、內分泌系統、生殖系統發揮作用，包括加強皮膚的免疫防禦、荷爾蒙的平衡。

1. Hu, G., Peng, C., Xie, X., Zhang, S., & Cao, X. （2017）. *Availability, pharmaceutics, security, pharmacokinetics, and pharmacological activities of patchouli alcohol. Evidence-Based Complementary and Alternative Medicine, 2017, 1-9. https://doi.org/10.1155/2017/4850612*

蠟菊精油

蠟菊是典型的地中海植物，蠟菊精油的抗炎特性和抗氧化活性可以通過多種途徑作用，包括對皮膚系統、呼吸系統，有效清除自由基（註1）。蠟菊精油對金黃色葡萄球菌和白色念珠菌的抗菌活性最爲明顯（註2），日常用於改善身體的發炎狀態。

1. Sala, A., Recio, M. D., Giner, R. M., Máñez, S., Tournier, H., Schinella, G., & Ríos, J. （2002）. *Anti-inflammatory and antioxidant properties of Helichrysum italicum. Journal of Pharmacy and Pharmacology, 54*（3）, 365-371. https://doi.org/10.1211/0022357021778600

2. Popoola, O., Marnewick, J., Rautenbach, F., Ameer, F., Iwuoha, E., & Hussein, A. （2015）.

Inhibition of oxidative stress and skin aging-related enzymes by Prenylated Chalcones and other flavonoids from helichrysum teretifolium. Molecules, 20（4）, 7143-7155. https://doi.org/10.3390/molecules20047143

絲柏精油

嗅吸絲柏精油後，可以幫助神經系統中的壓力、憂鬱、憤怒、疲憊、困惑等降低（註 1），同時可緩解咳嗽、流感、支氣管炎、百日咳和哮喘等呼吸系統疾病（註 2）；絲柏精油塗抹於皮膚，可有效減輕發炎的反應，其藥理作用能抗眞菌、抗菌、抗氧化，是天然的抗菌劑（註 3）。

1. Chen, C., Kumar, K. J., Chen, Y., Tsao, N., Chien, S., Chang, S., Chu, F., & Wang, S. （2015）. Effect of Hinoki and Meniki essential oils on human autonomic nervous system activity and mood states. Natural Product Communications, 10（7）, 1934578X1501000. https://doi.org/10.1177/1934578x1501000742

2. Leigh‑de Rapper, S., & Van Vuuren, S. F. （2020）. Odoriferous therapy: A review identifying essential oils against pathogens of the respiratory tract. Chemistry & Biodiversity, 17（6）. https://doi.org/10.1002/cbdv.202000062

3. Patgar, B. G., Sathish S., & A. R. Shabaraya. （2021）. Essential oil of cypress （Cupressus sempervirens L.）. https://doi.org/10.3403/30331284

眞正薰衣草精油

從文獻中發現薰衣草精油的藥理作用，如抗菌、抗眞菌、抗氧化、抗焦慮特性，對皮膚系統的傷口癒合及免疫調節有益（註 1），發現眞正薰衣草精油能促進體內膠原蛋白合成，從而加快傷口癒合（註 4）。主要來自於眞正薰衣草精油中的芳樟醇，對大腦邊緣系統和自主神經傳遞產生抑制作用，因而改善血壓，緩解焦慮，研究發現吸入薰衣草精油有鎮靜作用（註 2、註 3）。

1. Kwiatkowski, P., opusiewicz, ., Kostek, M., Droz owska, E., Pruss, A., Wojciuk, B., Sienkiewicz, M., Zielińska-Bli niewska, H., & Do gowska, B. （2019）. The antibacterial activity of Lavender essential oil alone and in combination with Octenidine Dihydrochloride against MRSA strains. Molecules, 25（1）, 95. https://doi.org/10.3390/molecules25010095

2. Hoffmann, B., Erwood, K., Ncomanzi, S., Fischer, V., O'Brien, D., & Lee, A. （2022）. Management strategies for adult patients with dental anxiety in the dental clinic: A systematic review. Australian Dental Journal, 67（S1）. https://doi.org/10.1111/adj.12926

3. Buchbauer, G., Jirovetz, L., & Jäger, W. （1991）. Aromatherapy: Evidence for sedative effects of the essential oil of Lavender after inhalation. Zeitschrift für Naturforschung C, 46

(11-12)，1067-1072. https://doi.org/10.1515/znc-1991-11-1223

4.   *Mori, H., Kawanami, H., Kawahata, H., & Aoki, M.（2016）. Wound healing potential of Lavender oil by acceleration of granulation and wound contraction through induction of TGF-β in a rat model. BMC Complementary and Alternative Medicine, 16（1）. https://doi. org/10.1186/s12906-016-1128-7*

大馬士革玫瑰精油

1.   大馬士革（奧圖）玫瑰精油的牻牛兒醇、玫瑰蠟、香茅醇含量豐富，透過快速滲透到皮膚裡的眞皮層，發揮阻斷黑色素及促進膠原蛋白生長的作用（註 1）改善肌膚狀態。芳香療法中玫瑰精油明顯改善生殖系統及內分泌系統，改善月經前期綜合症（註 2），及更年期的症狀、性功能，恢復青春活力（註 3）。

2.   *Gochev, V., Wlcek, K., Buchbauer, G., Stoyanova, A., Dobreva, A., Schmidt, E., & Jirovetz, L. （2008）. Comparative evaluation of antimicrobial activity and composition of rose oils from various geographic origins, in particular Bulgarian rose oil. Natural Product Communications, 3（7），1934578X0800300. https://doi.org/10.1177/1934578x0800300706*

3.   *Heydari, N., Abootalebi, M., Jamalimoghadam, N., Kasraeian, M., Emamghoreishi, M., & Akbarzaded, M.（2018）. Evaluation of aromatherapy with essential oils of Rosa damascena for the management of premenstrual syndrome. International Journal of Gynecology & Obstetrics, 142（2），156-161. https://doi.org/10.1002/ijgo.12534*

4.   *Khadivzadeh, T., Najafi, M. N., Ghazanfarpour, M., Irani, M., Dizavandi, F. R., & Shariati, K.（2018）. Aromatherapy for sexual problems in menopausal women: A systematic review and meta-analysis. Journal of Menopausal Medicine, 24（1），56. https:// doi.org/10.6118/jmm.2018.24.1.56*

玫瑰天竺葵精油

玫瑰天竺葵精油主要分子爲牻牛兒醇、香茅醇、酯類，對於神經系統、皮膚系統、內分泌系統、生殖系統有顯著的幫助；實驗證實玫瑰天竺葵精油可緩解水痘、帶狀疱疹病毒（VZV）帶來的嚴重神經痛；利用玫瑰天竺葵精油薰香，能降低疼痛強度及焦慮感（註2）；其分子對乾燥膚質、肌膚老化、發炎、濕疹、粉刺和痘痘有效，還可改善肌膚血液循環、保持肌膚彈性、細胞再生、除疤，使肌膚光滑柔亮（註 3）。

1.   *Yarnell, E., & Abascal, K.（2005）. Herbs for treating herpes zoster infections. Alternative and Complementary Therapies, 11（3），131-134. https://doi.org/10.1089/act.2005.11.131*

2.   *Mahbubeh Tabatabaeichehr, & Hamed Mortazavi.（2020）. The effectiveness of aromatherapy in the management of labor pain and anxiety: A systematic review. Ethiopian*

Journal of Health Sciences, 30（3）*. https://doi.org/10.4314/ejhs.v30i3.16*

3. *Nadjib Boukhatem, M., Kameli, A., Amine Ferhat, M., Saidi, F., & Mekarnia, M.*（2013）*. Rose geranium essential oil as a source of new and safe anti-inflammatory drugs. Libyan Journal of Medicine, 8*（1）*, 22520. https://doi.org/10.3402/ljm.v8i0.22520*

依蘭依蘭精油

醫學上對於依蘭依蘭精油的使用增添了興趣，主要作爲一種治療神經系統及生殖系統的活性物質。在高度緊張的情況下，嗅吸依蘭依蘭精油能用來降低血壓、提高專注力、減緩抑鬱感（註 1）。依蘭依蘭精油內含的獨特分子大根老鸛草烯、金合歡烯，能幫助下視丘調控雌激素分泌，維持體內雌激素含量的平衡，從而調理女性的生殖系統及內分泌的恆定（註 2）。

1. *Jung, D., Cha, J., Kim, S., Ko, I., & Jee, Y.*（2013）*. Effects of ylang-ylang aroma on blood pressure and heart rate in healthy men. Journal of Exercise Rehabilitation, 9*（2）*, 250-255. https://doi.org/10.12965/jer.130007*

2. *Hongratanaworakit, T., & Buchbauer, G.*（2001）*. Evaluation of the harmonizing effect of ylang-ylang oil on humans after inhalation. Planta Medica, 70*（7）*, 632-636. https://doi.org/10.1055/s-2004-827186*

快樂鼠尾草精油

研究證實快樂鼠尾草精油有抗流感活性，尤其分子乙酸芳樟酯、快樂鼠尾草醇（註 1），日常保養可利用快樂鼠尾草精油來增強免疫能力。此外快樂鼠尾草精油的香氣能調節腎上腺素分泌與 GABA 受器作用，增加身體對抗壓力的能力與避免憂鬱情緒（註 2）。

1. *Choi, H*（2018）*. Chemical constituents of essential oils possessing anti-influenza a/WS/33 virus activity. Osong Public Health and Research Perspectives, 9*（6）*, 348-353. https://doi.org/10.24171/j.phrp.2018.9.6.09*

2. *Seol, G. H., Shim, H. S., Kim, P., Moon, H. K., Lee, K. H., Shim, I., Suh, S. H., & Min, S. S.*（2010）*. Antidepressant-like effect of salvia sclarea is explained by modulation of dopamine activities in rats. Journal of Ethnopharmacology, 130*（1）*, 187-190. https://doi.org/10.1016/J.Jep.2010.04.035*

甜馬鬱蘭精油

甜馬鬱蘭在傳統民族醫學上的用途及適應症極廣，涵蓋感染發炎、傷風感冒、頭痛、肌肉痠痛、神經緊繃、潰瘍、腸胃不適、心血管問題等（註 1），因富含萜品烯 -4- 醇、γ-萜品烯等有效成分。故甜馬鬱蘭精油擅於調理神經系統、皮膚系統、消化系統、肌肉骨

骼系統，其溫和且多功能的特性是日常保健調理的好選擇。

1. *Bina, F., & Rahimi, R.（2016）. Sweet marjoram. Journal of Evidence-Based Complementary & Alternative Medicine, 22（1）, 175-185. https://doi.org/10.1177/2156587216650793*

雪松精油

雪松精油的主要成分「雪松烯」會影響組織胺和血清素，透過穩定細胞膜的穩定性，清除細胞受體上的無用的訊息，使身體保持平衡（註 1），祛除與代謝身體過多的廢物。可利用雪松精油進行塗抹及淋巴按摩，有助於改善身體的循環系統，減輕水腫的症狀（註 2），增加血液循環的流程度。

1. *Shinde, U., Phadke, A., Nair, A., Mungantiwar, A., Dikshit, V., & Saraf, M.（1999）. Membrane stabilizing activity — a possible mechanism of action for the anti-inflammatory activity of Cedrus deodara wood oil. Fitoterapia, 70（3）, 251-257. https://doi.org/10.1016/s0367-326x（99）00030-1*

2. *Ko, D. S.（1998）. Effective treatment of lymphedema of the extremities. Archives of Surgery, 133（4）, 452. https://doi.org/10.1001/archsurg.133.4.452*

檀木精油

研究發現吸入具有安神之稱的檀木精油具有鎮靜助眠作用，可顯著減少自主神經活動，縮短睡眠潛伏期，延長睡眠時間，對中樞神經具有鎮靜、助眠、抗焦慮和抗抑鬱作用（備註 1）。除此之外檀木精油的檀木醇、檀木烯，具有抗氧化、抗炎、抗增殖活性，可清除自由基的產生，使身體能夠適應環境壓力，並且保護皮膚及抗衰老功效（註 2）。

1. *Zhong, Y., Zheng, Q., Hu, P., Huang, X., Yang, M., Ren, G., Du, Q., Luo, J., Zhang, K., Li, J., Wu, H., Guo, Y., & Liu, S.（2019）. Sedative and hypnotic effects of compound Anshen essential oil inhalation for insomnia. BMC Complementary and Alternative Medicine, 19（1）. https://doi.org/10.1186/s12906-019-2732-0*

2. *Francois-Newton, V., Brown, A., Andres, P., Mandary, M. B., Weyers, C., Latouche-Veerapen, M., & Hettiarachchi, D.（2021）. Antioxidant and anti-aging potential of Indian sandalwood oil against environmental stressors in vitro and ex vivo. Cosmetics, 8（2）, 53. https://doi.org/10.3390/cosmetics8020053*

乳香精油

乳香具有珍貴的有效分子 α- 蒎烯、丁香油烴，具有抗炎、抑制腫瘤生長、抗菌、抗氧化和免疫調節功效，同時能改善心臟病和神經系統疾病，提升學習力和記憶力（註 1）。

甚至乳香精油有助於改善精神、行為、認知及身心疲勞虛弱狀態（註 2）。

1.	Alotaibi, B., Negm, W. A., Elekhnawy, E., El-Masry, T. A., Elseady, W. S., Saleh, A., Alotaibi, K. N., & El-Sherbeni, S. A.（2021）. Antibacterial, immunomodulatory, and lung protective effects of Boswelliadalzielii Oleoresin ethanol extract in pulmonary diseases: In vitro and in vivo studies. Antibiotics, 10（12）, 1444. https://doi.org/10.3390/antibiotics10121444

2.	Hawkins, J., Hires, C., Keenan, L., & Dunne, E.（2022）. Aromatherapy blend of thyme, orange, clove bud, and frankincense boosts energy levels in post-COVID-19 female patients: A randomized, double-blinded, placebo controlled clinical trial. Complementary Therapies in Medicine, 67, 102823. https://doi.org/10.1016/j.ctim.2022.102823

檸檬精油

檸檬精油有著活潑的右旋檸檬烯，故其芬芳香氣能夠緩解腸胃系統的不適，經研究實驗發現有助於舒緩噁心與嘔吐等不適感（註 1）。檸檬精油能穩定且提高「正向情緒」（註 2），使得神經系統活躍，行動力增加。

1.	Yavari kia, P., Safajou, F., Shahnazi, M., & Nazemiyeh, H.（2014）. The effect of lemon inhalation aromatherapy on nausea and vomiting of pregnancy: A double-blinded, randomized, controlled clinical trial. Iranian Red Crescent Medical Journal, 16（3）. https://doi.org/10.5812/ircmj.14360

2.	Hedayat, K. M., & Tsifansky, M.（2008）. Olfactory influences on mood and autonomic, endocrine, and immune function. Psychoneuroendocrinology, 33（9）, 1302-1303. https://doi.org/10.1016/j.psyneuen.2008.06.011

甜橙精油

甜橙精油也同樣富含右旋檸檬烯，但不同之處在於甜橙精油多了一股甜美柔和感，能緩解情緒上的焦慮、過度警覺，甜橙精油其香氣降低自律神經系統興奮指數，改變情緒狀態（註 1、註 2）。除此之外甜橙精油具有抗氧化、清除自由基及還原能力（註 3），故甜橙精油也用於抗皺紋或護膚配方（註 4）。

1.	Lehrner, J., Marwinski, G., Lehr, S., Johren, P., & Deecke, L.（2005）. Ambient odors of orange and Lavender reduce anxiety and improve mood in a dental office. Physiology & Behavior, 86（1-2）, 92-95. https://doi.org/10.1016/j.physbeh.2005.06.031

2.	Hongratanaworakit, T., & Buchbauer, G.（2006）. Relaxing effect of ylang ylang oil on humans after transdermal absorption. Phytotherapy Research, 20（9）, 758-763. https://doi.org/10.1002/ptr.1950

3.   Pendleton, S. J., Crandall, P. G., Ricke, S. C., Goodridge, L., & O'Bryan, C. A. （2012）. Inhibition of beef isolates of E. coli O157:H7 by orange oil at various temperatures. Journal of Food Science, 77（6）. https://doi.org/10.1111/j.1750-3841.2012.02689.x

4.   Pour, F., Jaafarzadeh, M., & Arman, S. （2013）. Effect of aromatherapy with orange essential oil on salivary cortisol and pulse rate in children during dental treatment: A randomized controlled clinical trial. Advanced Biomedical Research, 2（1）, 10. https://doi.org/10.4103/2277-9175.107968

佛手柑精油

實驗結果得知，佛手柑精油有助於調節體內血糖與脂肪酸代謝因子，促進肝臟與脂肪細胞的分解，進而達到降血脂功能（註 1）。右旋檸檬烯、酯類為佛手柑精油的主要分子，義大利南方會用佛手柑精油來增加免疫力與改善心血管功能（註 2）。佛手柑精油與抗焦慮劑有相同的作用，能舒緩焦慮情緒與行為，調節壓力賀爾蒙的釋放，降低血壓（註 3）。

1.   Janda, E., Lascala, A., Martino, C., Ragusa, S., Nucera, S., Walker, R., Gratteri, S., & Mollace, V. （2016）. Molecular mechanisms of lipid- and glucose-lowering activities of bergamot flavonoids. PharmaNutrition, 4, S8-S18. https://doi.org/10.1016/j.phanu.2016.05.001

2.   C. Nauman, M., & J. Johnson, J. （2019）. Clinical application of bergamot （Citrus bergamia） for reducing high cholesterol and cardiovascular disease markers. Integrative Food, Nutrition and Metabolism, 6（2）. https://doi.org/10.15761/ifnm.1000249

3.   Scuteri, D., Rombolà, L., Morrone, L. A., Bagetta, G., Sakurada, S., Sakurada, T., Tonin, P., & Corasaniti, M. T. （2019）. Neuropharmacology of the neuropsychiatric symptoms of dementia and role of pain: Essential oil of bergamot as a novel therapeutic approach. International Journal of Molecular Sciences, 20（13）, 3327. https://doi.org/10.3390/ijms20133327

檸檬草精油

檸檬草的主要分子有檸檬醛、倍半萜醇，能防止自由基攻擊生物膜來抑制氧化，減少炎症生成（註 1）。研究顯示檸檬草精油中的檸檬醛，明顯降低了大腸桿菌生物膜形成，進而減少病原體炎症的產生（註 2）。

1.   Alagawany, M., El-Saadony, M., Elnesr, S., Farahat, M., Attia, G., Madkour, M., & Reda, F. （2021）. Use of lemongrass essential oil as a feed additive in quail's nutrition: Its effect on growth, carcass, blood biochemistry, antioxidant and immunological indices, digestive

*enzymes and intestinal microbiota. Poultry Science, 100（6），101172. https://doi.
org/10.1016/j.psj.2021.101172*

2. *Ortega-Ramirez, L. A., Gutiérrez-Pacheco, M. M., Vargas-Arispuro, I., González-
Aguilar, G. A., Martínez-Téllez, M. A., & Ayala-Zavala, J. F. （2020）. Inhibition of
Glucosyltransferase activity and Glucan production as an Antibiofilm mechanism of
Lemongrass essential oil against escherichia coli O157:H7. Antibiotics, 9（3），102. https://
doi.org/10.3390/antibiotics9030102*

德國洋甘菊精油

德國洋甘菊含有珍稀的母菊天藍烴、α-沒藥醇，是非常有藥用價值，包括緩和肌肉痙攣、
花粉症、發炎症狀、失眠等問題（註 *1*）。德國洋甘菊常用於處理神經系統的問題，改
善焦慮症或抑鬱症（註 *2*），使身心得到平衡。

1. *Gupta.（2010）. Chamomile: A herbal medicine of the past with a bright future
（Review）. Molecular Medicine Reports, 3（6）. https://doi.org/10.3892/mmr.2010.377*

2. *Amsterdam, J. D., Li, Q. S., Xie, S. X., & Mao, J. J.（2020）. Putative antidepressant effect of
chamomile（Matricaria chamomilla L.）oral extract in subjects with comorbid generalized
anxiety disorder and depression. The Journal of Alternative and Complementary Medicine, 26
（9），815-821. https://doi.org/10.1089/acm.2019.0252*

薑精油

薑精油的薑烯、倍伴萜烯能有效降低水腫反應，清除體內形成的自由基，對健康有所助
益，對急性和慢性炎症有一定的療效（註 *1*）。薑精油具有溫和滋補之功效，除了增進
食慾，也同步能促進生殖系統的健康，包含改善頭痛、頭暈、經痛、疲倦感、噁心、嘔
吐（註 *2*）。

1. *Kuttan, R., Liju, V., & Jeena, K.（2011）. An evaluation of antioxidant, anti-inflammatory,
and antinociceptive activities of essential oil from curcuma longa. L. Indian Journal of
Pharmacology, 43（5），526. https://doi.org/10.4103/0253-7613.84961*

2. *Marzouk, T. M., El-Nemer, A. M., & Baraka, H. N.（2013）. The effect of aromatherapy
abdominal massage on alleviating menstrual pain in nursing students: A prospective
randomized cross-over study. Evidence-Based Complementary and Alternative
Medicine, 2013, 1-6. https://doi.org/10.1155/2013/742421*

我用精油 20 年，給新手的芳療實踐指南

作　　　者	―	張月園（YOYO 老師）
插　圖／照片提供	―	Bonnie House
封 面 設 計	―	Rika Su
版 型 設 計	―	Rika Su
行 銷 企 劃	―	蔡雨庭・黃安汝
出版一部總編輯	―	紀欣怡

出 版 發 行	―	采實文化事業股份有限公司
業 務 發 行	―	張世明、林踏欣、林坤蓉、王貞玉
國 際 版 權	―	施維眞
印 務 採 購	―	曾玉霞
會 計 行 政	―	李韶婉、許俅瑀、張婕莛
法 律 顧 問	―	第一國際法律事務所　余淑杏律師
電 子 信 箱	―	acme@acmebook.com.tw
采 實 官 網	―	www.acmebook.com.tw
采 實 臉 書	―	http://www.facebook.com/acmebook01

I S B N	―	978-626-349-511-1
定　　　價	―	450 元
初 版 一 刷	―	2023 年 12 月
劃 撥 帳 號	―	50148859
劃 撥 戶 名	―	采實文化事業股份有限公司
地　　　址	―	10457 台北市中山區南京東路二段 95 號 9 樓
電　　　話	―	(02)2511-9798
傳　　　眞	―	(02)2571-3298

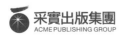

我用精油20年,給新手的芳療實踐指南/張月園
(YOYO老師)作. -- 初版. -- 臺北市：采實文化事
業股份有限公司, 2023.12
224 面；17*23公分. -- (健康樹；180)
ISBN 978-626-349-511-1(平裝)

1.CST: 芳香療法 2.CST: 香精油 3.CST: 按摩
418.995　　112018463